Wolfgang Mießner

# *Schlaf-Yoga*

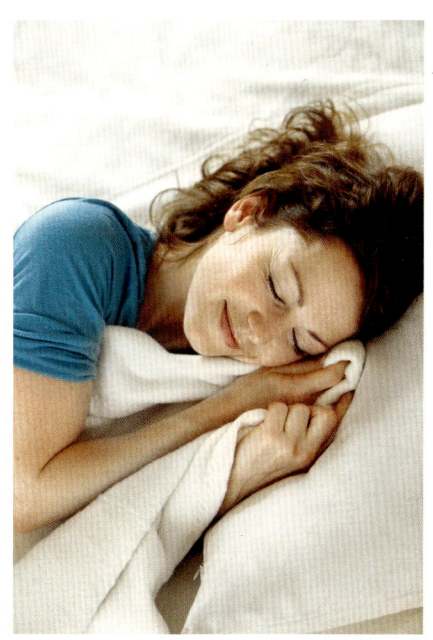

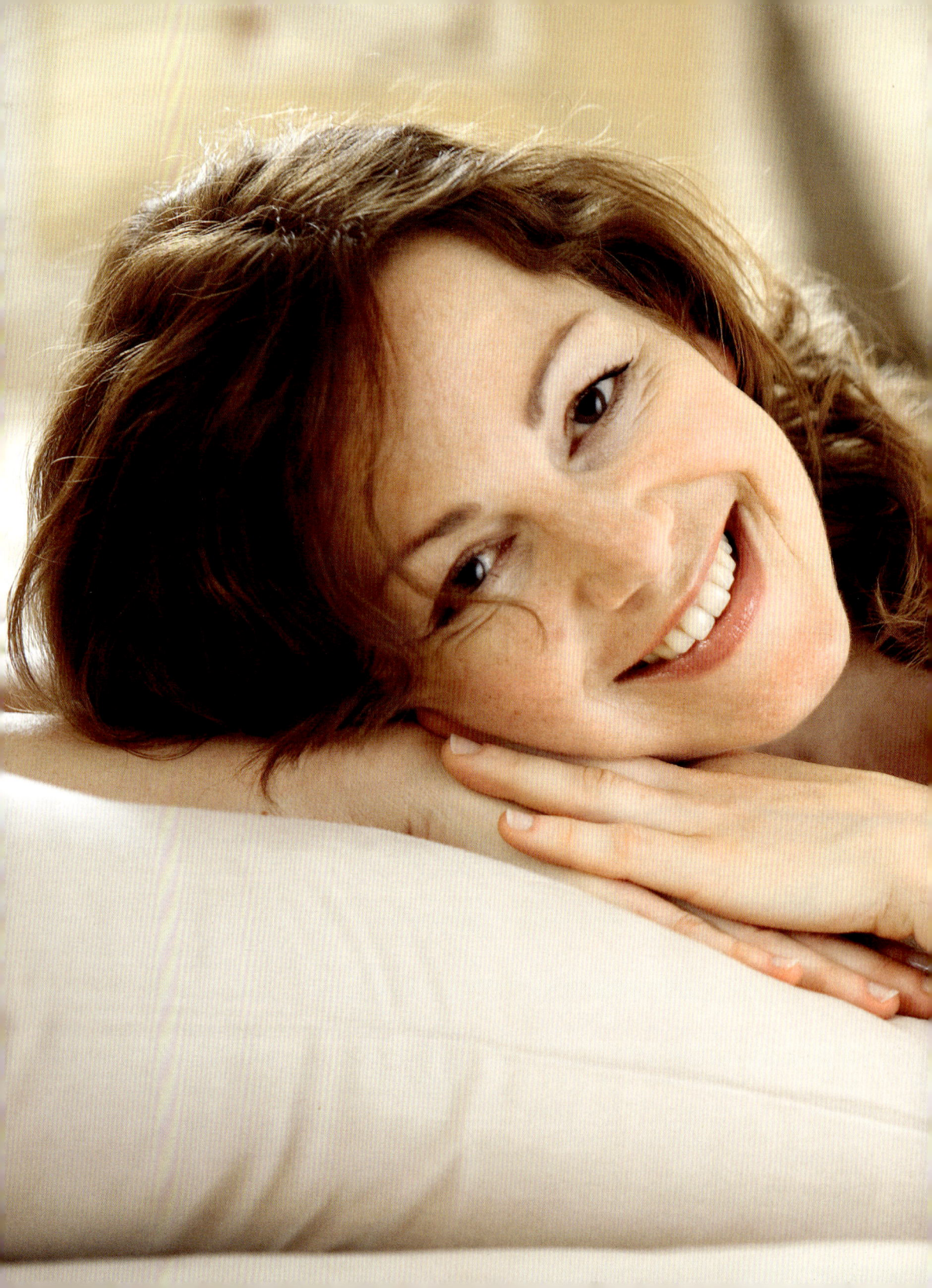

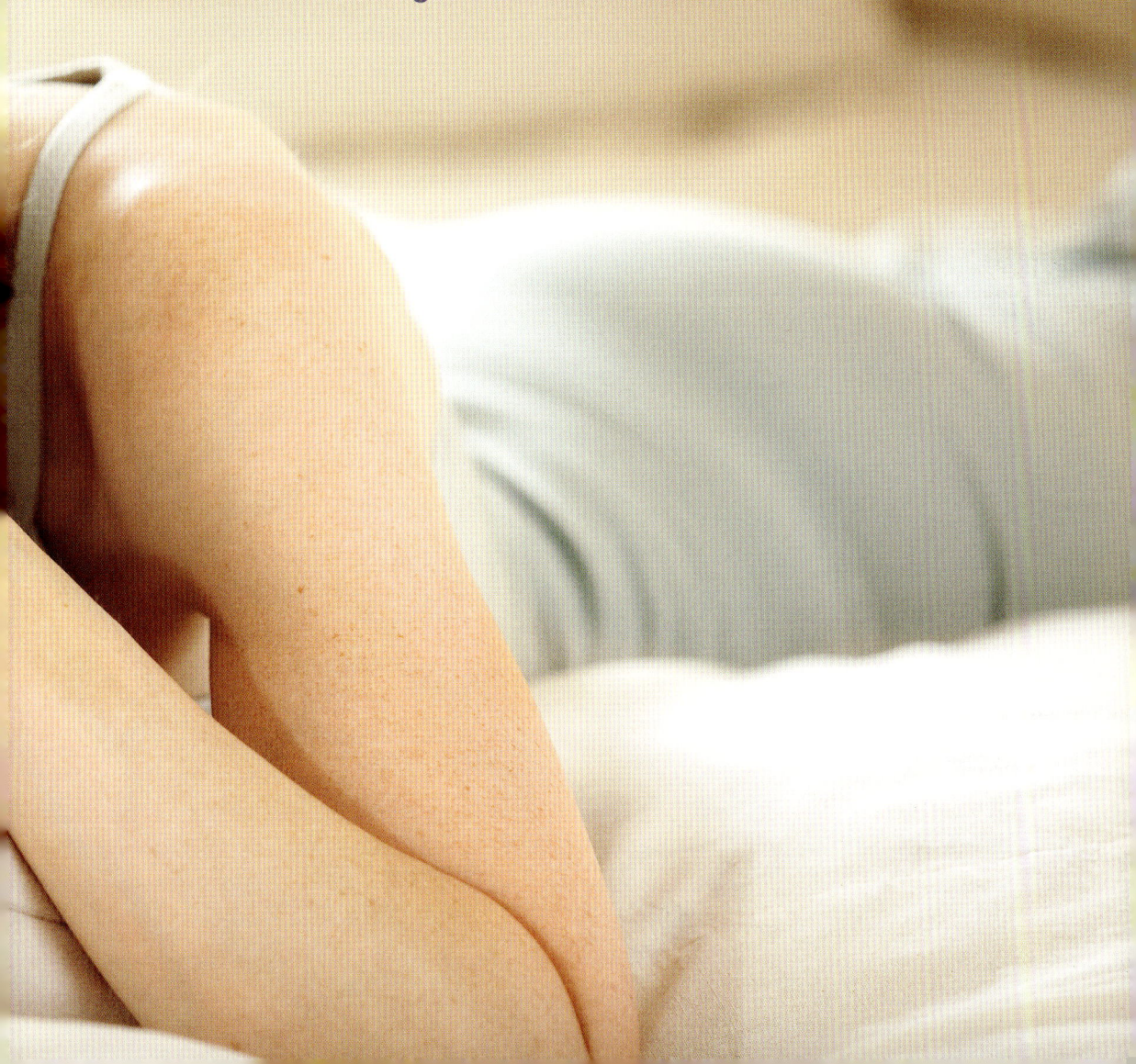

WOLFGANG MIESSNER

# Schlaf-Yoga

Die besten Übungen für eine erholsame Nacht

# Was Sie in diesem Buch finden

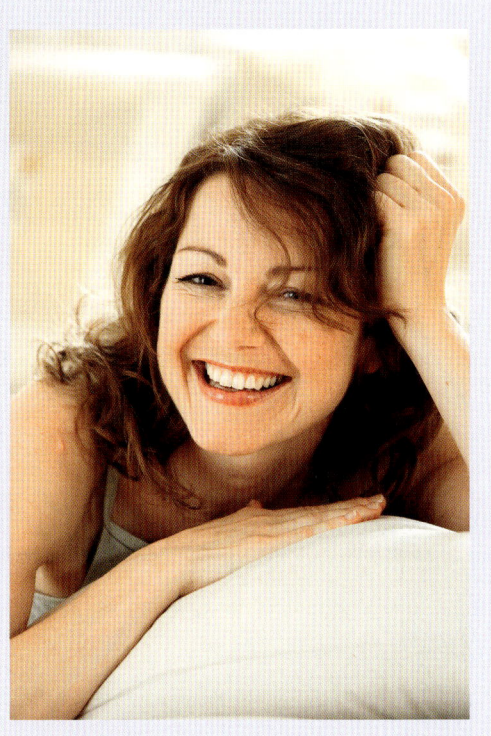

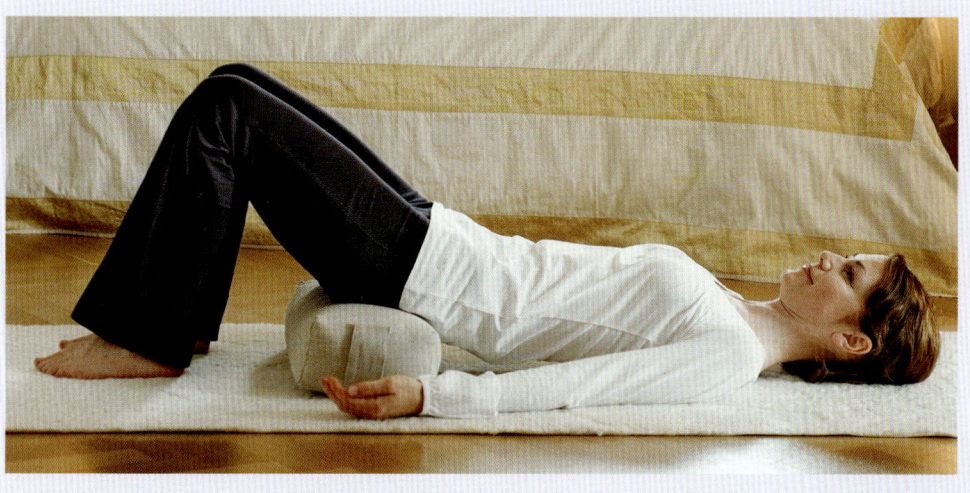

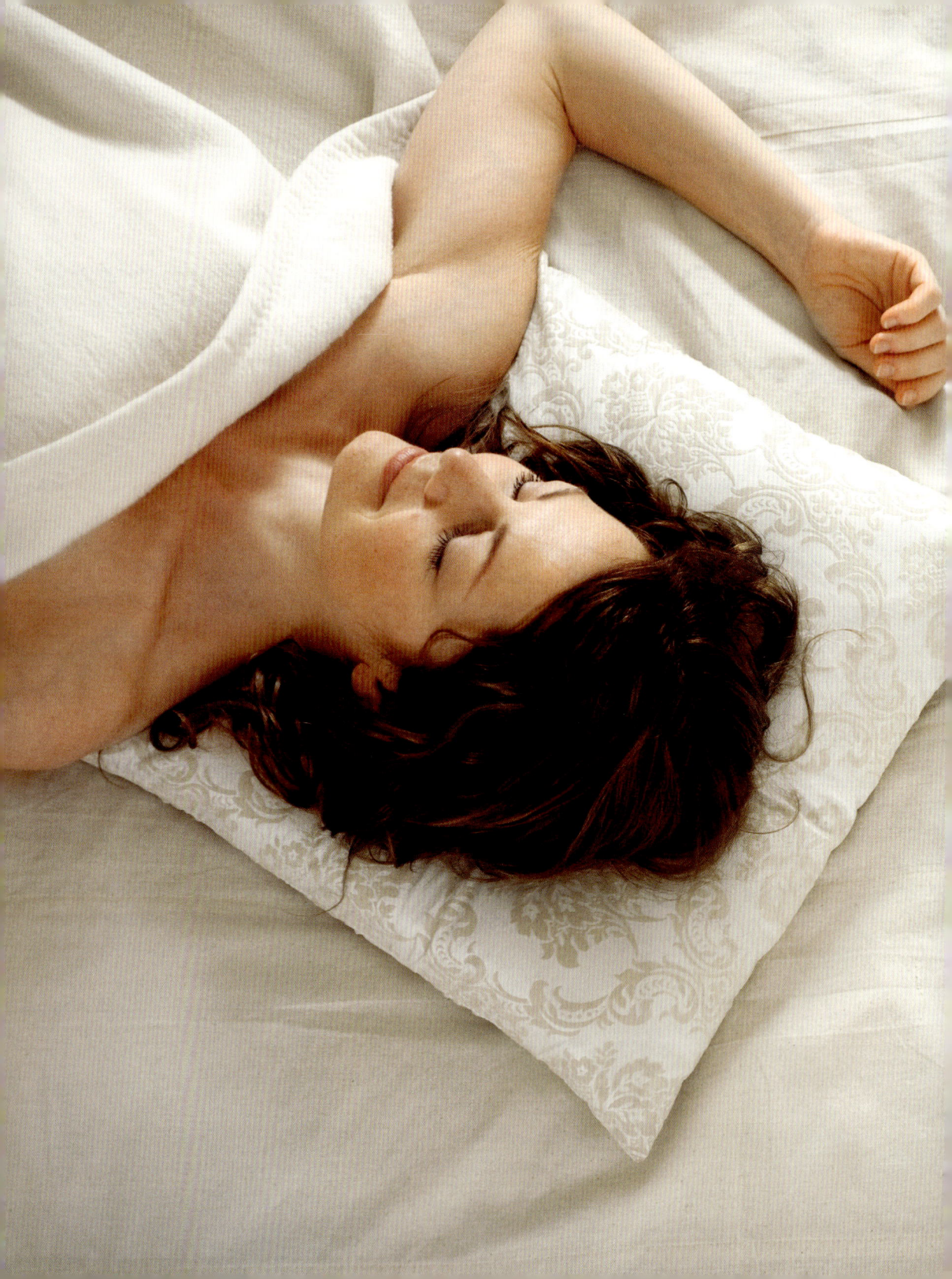

# Der Stoff, aus dem die Träume sind

Schlafen – wohl kaum ein Thema ist mit so vielen positiven und negativen

Assoziationen verbunden. Ausreichend und erholsam schlafen ist

essenziell und eine wesentliche Grundlage für unsere Gesundheit und

unser Wohlbefinden. Doch das ist für viele alles andere als selbst-

verständlich. Eine wirksame Therapie vollkommen ohne Nebenwirkungen

ist eine speziell auf dieses Problem abgestimmte Yogapraxis – Yoga

für einen besseren Schlaf, kurz: Schlaf-Yoga.

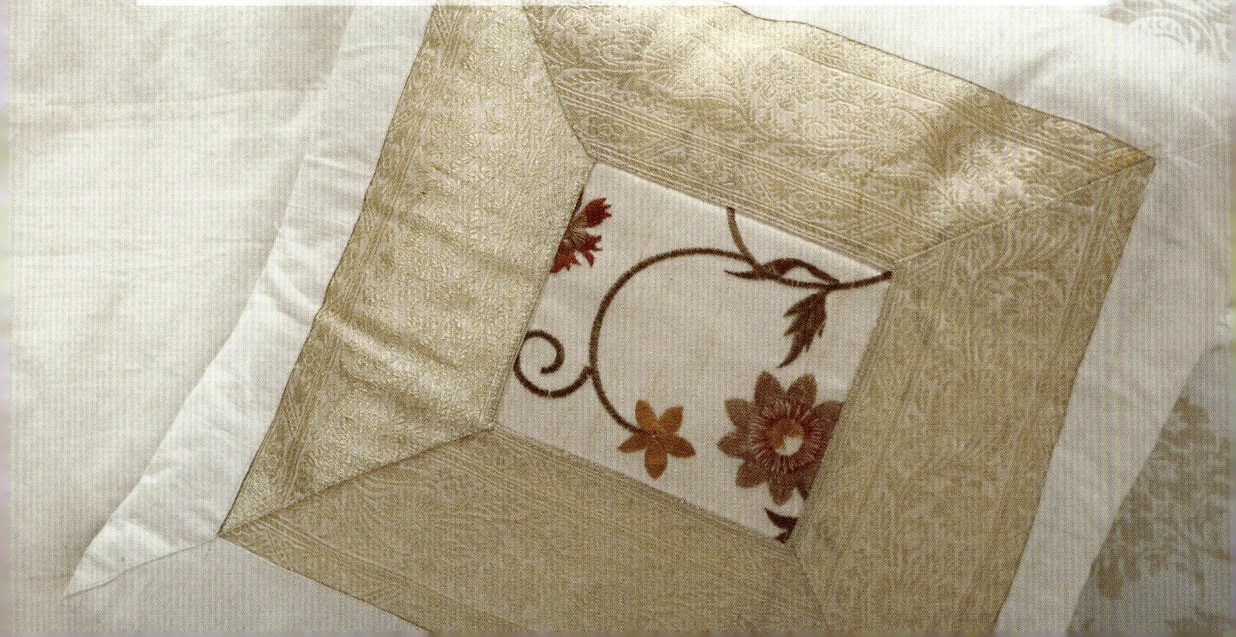

# Phänomen Schlaf

Schon seit Jahrtausenden beschäftigen sich Philosophen, Dichter und Wissenschaftler mit dem Thema Schlaf. Zweifelsohne gehört er zu den Primärbedürfnissen und er ist mindestens genauso wichtig wie Essen und Trinken. Doch viele Menschen, gerade in den Industrienationen, haben enorme Probleme damit. Sie schlafen nicht ein, schlafen schlecht durch, wachen müde und gerädert auf. Schlafstörungen betreffen etwa doppelt so viele Frauen wie Männer in allen Altersgruppen, auch schon in jungen Jahren. Die unmittelbaren Folgen sind Konzentrationsmangel, Gereiztheit und mangelnde Leistungsfähigkeit am Tage. Schlaf ist ein biologisches Muss. Ist er über viele Jahre hinweg gestört, können schwerwiegende Krankheiten die Folge sein.

## Der Rhythmus des Schlafes

Wenn alles gut läuft, verschlafen wir täglich etwa sieben Stunden. Das sind sage und schreibe rund 25 Jahre, wenn wir das auf ein ganzes Leben hochrechnen. Der Schlaf nimmt also einen enormen Anteil in unserem Leben ein. Und er ist wesentlich mehr als nur das Gegenteil des Wachzustandes. Unglaubliche Dinge geschehen.
Durchschnittlich wachen wir mehr als 25-mal auf, ohne dass wir uns daran erinnern. Unser Körper regelt den Schlaf nach einem ganz bestimmten Rhythmus und wir wechseln ständig zwischen Tief- und Traumschlaf. Unser Immunsystem wird repariert, baut sich auf und all das, was wir am Tage erlebt oder gelernt haben, wird im Schlaf trainiert und gefestigt. Deswegen gelingt beispielsweise ein Griff auf der Gitarre, den wir am Vortag einstudiert haben, am nächsten Tag wesentlich besser.

## Das Schlafprofil

Wissenschaftler haben bereits vor langer Zeit einen bestimmten Rhythmus des Schlafes herausgefunden und das sogenannte Schlafprofil erstellt. Dieses wird in REM- und Non-REM-Phasen eingeteilt.
Die REM-Phasen – während eines gesunden Schlafes treten sie etwa alle 90 Minuten auf – sind von schnellen Augenbewegungen gekennzeichnet (englisch: rapid eye movements, kurz REM), in denen auch die meisten Träume stattfinden. Das Gehirn befindet sich demnach in einem anderen Aktivitätszustand als in den Non-REM-Phasen. Vereinfacht kann man diese beiden Phasen auch als Traumschlaf und Tiefschlaf bezeichnen, wobei in der ersten Hälfte der Nacht der Tiefschlaf überwiegt. Diese Phase ist besonders für die Erholung wichtig. In der zweiten Hälfte überwiegt der Traumschlaf, der eine besondere Bedeutung für das Lernen, also die vorher erwähnten Gitarrengriffe, hat.
Das Gehirn hat keine Pause, es schläft sozusagen niemals. Im Schlaf fahren wir unsere Antennen von der Außenwelt ein und verarbeiten nachts all das, was wir am Tage erlebt

haben. Für einen gesunden und erholsamen Schlaf ist es deshalb auch wichtig, den Tag so zu gestalten, dass wir in der Nacht unsere Ruhe finden.

Sehen wir uns vorerst das Schlafprofil eines gesund schlafenden Menschen an.

## Schlaf ist nicht gleich Schlaf

Der Schlaf ist wie eine Berg-und-Tal-Fahrt und er folgt einem festen biologischen Rhythmus zwischen Ruhe und Aktivität. Die Schlafmedizin unterteilt den Schlaf in verschiedene Phasen:

- Einschlafphase
- leichter Schlaf
- leichter Tiefschlaf
- Tiefschlaf
- Traumschlaf

Die Einschlafphase beginnt bei einer typischen Nacht gegen 23 Uhr. Wir befinden uns noch im Alpha-Rhythmus, bei dem unser Ge-

hirn etwa acht bis zwölf Wellen aufzeigt. Beim Einschlafen steigen wir langsam wie auf einer Treppe hinab in den leichten Schlaf, den leichten Tiefschlaf und weiter in den tatsächlichen Tiefschlaf. Das Kurvenbild einer elektrischen Hirnstrommessung zeigt in dieser Phase vorwiegend langsame Delta-Wellen. Darauf folgt wieder ein leichterer Schlaf, der Traumschlaf, also die REM-Phase.

## Der Traumschlaf

Dieser Traumschlaf unterbricht den Tiefschlaf etwa alle 90 Minuten. Vier- bis fünfmal passiert dies in einer Nacht, wobei der Traumschlaf immer länger wird. Zum Morgen hin liegen zwischen den Traumschlafphasen nur noch Phasen eines mehr oder weniger leichten Schlafes. Der Schlaf wird oberflächlicher und im EEG zeichnet sich nun zunehmend der Alpha-Rhythmus wieder ab. Die Aufwachphase hat begonnen.

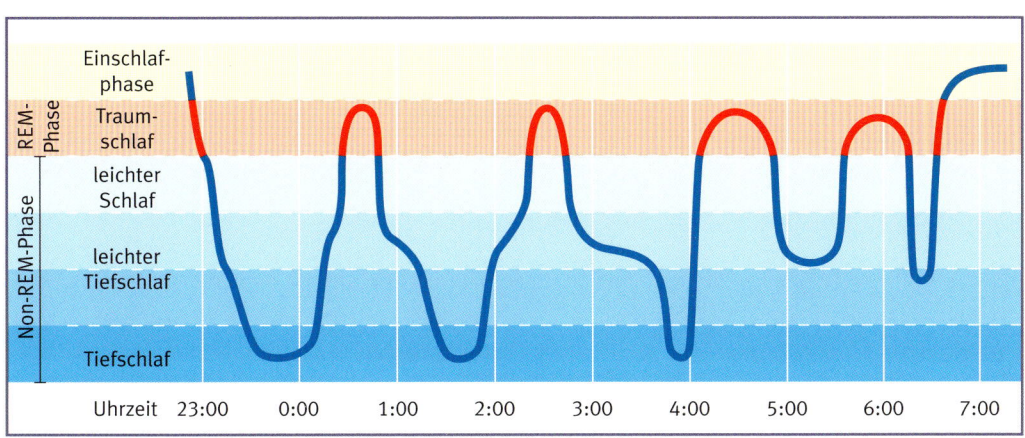

Der typische Verlauf eines gesunden Acht-Stunden-Schlafes zeigt unterschiedlich tiefe Schlafphasen. Der wichtige und gesundheitsfördernde Tiefschlaf findet vor allem in der ersten Hälfte der Nacht statt.

## Wie viel Schlaf braucht der Mensch?

Im Schlaf, gerade in den ersten fünf Stunden, finden lebensnotwendige Erholungs-, Umbau- und Aufbauprozesse statt. Dass zu wenig Schlaf ungesund ist, leuchtet sicher jedem ein. Wenn wir hin und wieder einmal zu wenig schlafen, ist das nicht schädlich. Auch eine durchzechte Nacht stecken wir locker weg. Doch wie viel Schlaf ist für Gesundheit und Wohlbefinden tatsächlich notwendig?

### Individuelle Unterschiede

Als gesündeste Schlafdauer haben sich im Mittel sieben Stunden erwiesen. Doch dies ist kein Maßstab für jeden. So wie es genetisch bedingt Menschen mit blonden, braunen oder schwarzen Haaren gibt, gibt es auch Lang-, Kurz- und Normalschläfer. Das Schlummerbedürfnis ist sehr individuell und auch altersabhängig.
Je älter wir sind, desto weniger Schlaf benötigen wir. Ältere Menschen bringen es teilweise nur noch auf drei bis vier Stunden Schlaf pro Nacht, auch wenn sie deshalb tagsüber oft ein Nickerchen einlegen oder etwas dösen. Wer also etwas mehr oder weniger schläft, braucht sich keine unnötigen Gedanken zu machen.

### Von Eulen und Lerchen

Ja – es gibt sie wirklich, die Morgen- und Abendtypen, sprich Lerchen und Eulen. Auch dies haben wir mit in die Wiege gelegt bekommen. Die Gene sind also die Taktgeber unserer inneren Uhr. Und nicht nur sie – auch Alter und Lebensumstände spielen eine große Rolle. Das Gros der Menschheit bewegt sich jedoch zwischen diesen beiden Extremen, wobei es etwas mehr abendaktive Menschen, also Eulen, gibt. Vor allem junge Menschen neigen zum Abendtyp. Spätestens wenn ein geregelter Berufsalltag eintritt, gibt es kaum mehr Chancen, das Eulenleben vollends auszukosten. Doch auch die Pubertät bringt so einiges durcheinander. Die Hormone spielen verrückt und die innere biologische Uhr meldet erhöhten Schlafbedarf. Die Teenies wollen dann nicht nur länger, sondern auch häufiger schlafen. Für betroffene Eltern ist es gut zu wissen, dass dies lediglich eine Folge des Erwachsenwerdens ist.
Mit dem Älterwerden verändert sich dann auch die innere Uhr und somit der Schlaf-wach-Rhythmus, indem die biologischen Tage kürzer und die Jugendlichen mehr und mehr zu Frühaufstehern werden. Viele sehen dies bereits als Schlafstörung, machen sich unnötige Gedanken darüber und schlafen dann tatsächlich schlechter. Doch meistens muss man sich hier keine Sorgen machen – es handelt sich um eine altersbedingte, natürliche Umstellung.

### Frisch erwacht – gut geschlafen

Die beste Messlatte ist immer noch die des persönlichen Empfindens am kommenden Tag. Wer sich fit und frisch fühlt, dessen Schlafqualität war womöglich ausreichend, egal ob man sieben, neun oder nur fünf Stunden im Arm von Hypnos, dem griechischen Gott des Schlafes, verbracht hat.

## Wenn der Schlaf gestört ist

Jeder hat das schon einmal erlebt – man ist müde, legt sich ins Bett, schließt die Augen und kann die Hürde zum Reich des Schlafes nicht überwinden. Die Gedanken kreisen im Kopf und die Ereignisse des Tages laufen immer wieder wie ein Film vor unserem Inneren ab. Wir drehen uns in alle möglichen Schlafpositionen, doch es ist wie verhext, wir können nicht einschlafen. Und wenn wir dann doch einmal schlafen, wachen wir mitten in der Nacht wieder auf und alles beginnt von vorne. Morgens, wenn uns der Wecker dann unvermittelt in den Tag holt, sind wir wie gerädert.

Über so eine Nacht muss sich niemand Gedanken machen. Wer ein- oder zweimal schlecht schläft, hat nicht gleich eine schwerwiegende Schlafstörung. Treten diese Schwierigkeiten jedoch öfter und über einen längeren Zeitraum auf, sollte man handeln. Schlafforscher sagen, dass ein Betroffener möglicherweise Hilfe von außen braucht, wenn er sich länger als vier Wochen jede Nacht mit diesen Problemen herumschlägt.

## Ursachen von Schlafproblemen

Schwierigkeiten beim Schlafen treten in unterschiedlichen Schweregraden auf. Nächtlicher Ruhelosigkeit kann eine harmlose Befindlichkeitsstörung zugrunde liegen. Dies ist bei den meisten Betroffenen der Fall und sie verschwindet häufig, wenn man seine Alltagsgewohnheiten und Schlafbedingungen unter die Lupe nimmt und eventuell ändert. Hierfür sind auch die Tipps aus der Schlafhygiene (S. 12 f.) hilfreich.

## Stress ist Ursache Nummer eins

Für die meisten Schlafstörungen gibt es eine Ursache, die nicht im Schlaf selbst liegt. In den Statistiken taucht Stress als Ursache eines dauerhaft gestörten Schlafes regelmäßig auf Platz 1 auf. Obwohl Stress zunächst einmal etwas Positives ist, der uns aktiv hält und Herausforderungen zu bewältigen hilft, kann er auch zum Leidensfaktor werden, wenn er außer Kontrolle gerät und die individuelle Stresstoleranz übersteigt. Gesellt sich zu diesem Schlafkiller noch Bewegungsmangel, was häufig vorkommt, ist das Anti-Schlaf-Paket komplett. Aus diesem Grund möchte ich zwei ganz relevante Dinge mit Ihnen angehen – Bewegung und Stressreduktion. Als Yogalehrer behaupte ich natürlich, dass sich nichts besser dazu eignet als eben Yoga.

## Wissenschaftlich untermauert

Viele wissenschaftliche Studien, die sich mit dem Thema Stress und Yoga beschäftigen, belegen überzeugend, dass das System des Yoga mit seinen Körper-, Atem-, Meditationstechniken und seinen »Vorschlägen zu einem glücklichen und erfüllten Leben« hervorragend dazu geeignet ist, Stress wirkungsvoll entgegenzutreten. Für mich ist Yoga der Stresskiller erster Wahl, da sich die Übungsempfehlungen des Yoga mit denjenigen Empfehlungen, wie man Stress entgegenwirken kann, zu einem großen Teil decken.

## Schlafhygiene als Grundlage

Bevor Sie irgendwelche Anstrengungen unternehmen, um Ihren Schlaf zu verbessern, oder sogar voreilig zu synthetischen Schlafhelfern greifen, sollten Sie Ihre Gewohnheiten und Umstände, welche für einen gesunden Schlaf förderlich sind, betrachten. Man nennt dies Schlafhygiene. Sie zählt zu den Grundbausteinen jeder nichtmedikamentösen Therapie und betrachtet etliche Faktoren, die den Schlaf beeinträchtigen könnten. Gerade bei leichten Formen von Schlafstörungen kann hiermit eine wesentliche Verbesserung erzielt werden. Für jeden Betroffenen ist daher wichtig, diese Hinweise im Hinblick auf eigene Gewohnheiten zu überprüfen. Man sollte sich konsequent mindestens vier Wochen damit auseinandersetzen und die Auswirkungen und Veränderungen genau beobachten.

## Schlafkultur als innere Haltung

Vorweg geht der wiederholte Gedanke, dass es uns bewusst werden muss, dass wir einen sehr großen Teil unseres Lebens mit Schlafen verbringen. Deshalb sollten wir den Schlaf kultivieren, indem wir unseren Abend und die Nacht genussvoller und schöner gestalten. Schlafkultur und -hygiene besitzen einige Parallelen, wie z. B. den Abend mit schönen und entspannenden Dingen und genügend Muße zu verbringen, sich das Schlafzimmer und sein Bett schön zu machen oder eben jeden Abend ein wenig Yoga zu üben. Betrachten Sie den Schlaf als essenziell und als Quelle des Lebens.

## Tipps und Regeln der Schlafhygiene

Ich habe Ihnen einige Hinweise zusammengestellt, die man vielleicht nicht alle berücksichtigen kann. Picken Sie sich diejenigen heraus, die zu Ihnen passen und von denen Sie glauben, sie auch umsetzen zu können.

- Damit sich die verschiedenen biologischen Rhythmen des Körpers aufeinander abstimmen, halten Sie, mit einer maximalen Abweichung von 30 Minuten, regelmäßige Zubettgeh- und Aufwachzeiten ein. Gerade die Aufwachzeit ist für den Körper ein Ankerpunkt. Stimmen Sie hierauf Ihre Essenszeiten ab.
- Machen Sie keine Nickerchen am Tage. Dies könnte das Schlafbedürfnis am Abend stark reduzieren. Wenn das Schlafbedürfnis am Tag zu groß wird, eignet sich eine kurze Entspannung aus den Übungen in diesem Buch. Auch das kurze Wegdösen abends vor dem Fernseher kann den Schlaf negativ beeinträchtigen.
- Schlafen Sie nur so lange, wie Sie durchschnittlich die gesamte letzte Woche geschlafen haben. Zu lange Bettliegezeiten können zur Aufrechterhaltung von Schlafstörungen beitragen.
- Auch wenn Alkohol manchen Betroffenen zu einem besseren Einschlafen verhilft, muss man wissen, dass gerade die Schlafqualität in der zweiten Hälfte der Nacht darunter leidet. Versuchen Sie also darauf zu verzichten.
- Da die wach machende Wirkung von Kaffee, schwarzem und grünem Tee und anderen koffeinhaltigen Getränken bis zu 14 Stunden anhalten kann, sollten Sie ver-

suchen, ab dem frühen Nachmittag ganz darauf zu verzichten. Beobachten Sie, wie sich diese Einschränkung auswirkt.

- Essen Sie mindestens drei Stunden vor dem Schlafengehen keine größeren Mahlzeiten mehr. Dass ein voller Bauch oder eine volle Blase dem Schlaf nicht zuträglich ist, erklärt sich von selbst. Ein kleines Betthupferl, z. B. eine Banane, ein Stück Schokolade oder ein Glas Milch mit Honig kann dagegen förderlich sein.
- Auch wenn Sie nachts aufwachen, sollten Sie nichts essen, da sich der Körper schnell daran gewöhnen kann und dann von selbst aufwacht, um dieses Bedürfnis zu stillen.
- Keine körperlichen Höchstleistungen am Abend! Hierdurch wird unser symphatisches Nervensystem in Richtung Stress und Aktivität angeregt und es dauert mehrere Stunden, bis diese wieder abflaut. Umgekehrt gilt aber, dass man grundsätzlich sportlicher Betätigung nachgehen soll, da körperliches Training den Schlaf fördert. Der Sonnengruß auf Seite 56 ff. eignet sich diesbezüglich bestens.
- Gestalten Sie sich eine angenehme Schlafumgebung (Licht, Temperatur usw.). Ihr Schlafzimmer sollte nur zum Schlafen da sein und nicht gleichzeitig als Arbeitszimmer dienen.
- Vermeiden Sie, nachts auf den Wecker zu sehen. Der Blick zur Uhr kann körperliche und gedankliche Reaktionen auslösen, die die Unbefangenheit gegenüber dem Schlaf stören und die einen daran hindern, wieder einzuschlafen.

- Öffnen Sie nach dem Aufwachen möglichst alle Rollläden und sorgen Sie für frische Luft. Das Tageslicht am Morgen hilft den Schlaf-wach-Rhythmus zu stabilisieren. Elektrische Beleuchtung reicht nicht aus. Selbst an einem trüben Morgen wirkt das Tageslicht anders als eine Glühbirne!

## Gewohnheiten behutsam revidieren

Gehen Sie es mit diesen Hinweisen langsam an. Trennen Sie sich behutsam von einigen Ihrer lieb gewonnenen, aber negativen Gewohnheiten. Bedenken Sie, dass nicht nur die Nacht den Tag bestimmt, sondern auch die aktive und genussvolle Gestaltung des Tages eine erholsame Nacht günstig beeinflusst.

## Die richtige Einstimmung

Bauen Sie sich zwischen dem Arbeitsalltag und dem Zubettgehen eine Pufferzone ein. Der Schlaf sollte nicht unmittelbar nach anstrengenden alltäglichen Aufgaben folgen. Nehmen Sie sich hierfür mindestens zwei Stunden Zeit. Legen Sie in diese Pufferzone z. B. Ihre Yogapraxis (nicht den Sonnengruß, der ist für tagsüber eingeplant). Der Kopf sollte während dieser Zeit »frei« sein. Um dies zu realisieren, nutzen Sie diese Übergangszone auch dazu, alle Probleme und Aufgaben des folgenden Tages in einen Kalender zu notieren und damit abzulegen. Der Mensch braucht Rituale, auch der Erwachsene. Eine Reihe festgelegter Handlungen, die sich jeden Abend wiederholen, können Sie positiv auf die Schlafenszeit vorbereiten.

# Was Yoga für Sie tun kann

Wenn man die Stress verursachenden Haupt-faktoren betrachtet, erfährt man aus unter-schiedlichen Quellen immer wieder, wie man lernen kann, mit diesen Faktoren umzugehen. Die Hinweise und Empfehlungen des Yoga, mit denen man ein glücklicher Mensch wird, sind fast identisch mit denen eines Anti-Stress-Trainings. Indem man Yoga praktiziert, reduziert sich also der Stress bzw. man lernt mit den Dingen umzugehen, welche Stress verursachen. Man kann diese Erkenntnisse aus der Yogapraxis gut in das Stress verur-sachende Alltagsleben transportieren. Diese aktive Stressreduktion ist schon für viele mei-ner Schüler der Schlüssel zu einem gesunden und erholsamen Schlaf gewesen.

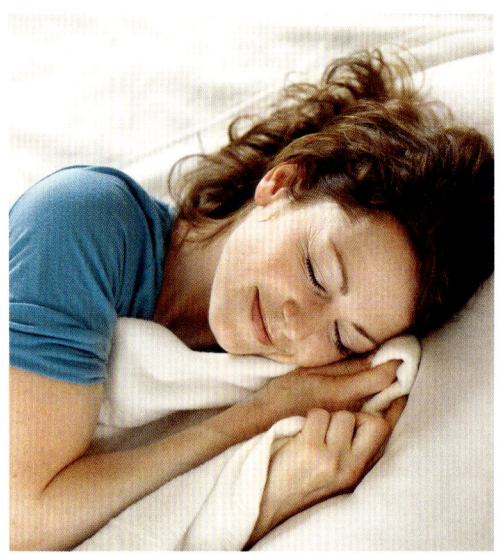

Regelmäßige Yogapraxis kann helfen, dass Sie sich endlich wieder auf Ihr Bett freuen.

Einige exemplarische Beispiele können Sie der Tabelle auf der rechten Seite entnehmen.

## Sich selbst erkennen

Im Großen und Ganzen dient Yoga auch dazu, uns unsere Gedanken, Gefühle, Empfindun-gen und unser ganzes Ich bewusst zu ma-chen. Wir tauchen ein in die innere Welt von Körper und Geist und schulen die Aufmerk-samkeit unseres Selbst im gegenwärtigen Augenblick. Wenn man bedenkt, dass viele Menschen ihr Leben einfach leben, ohne acht-sam, liebend oder dankbar zu sein, und alle Aufgaben mit Argwohn und als Last betrach-ten, scheint es fast eine normale Konsequenz zu sein, dass die Verbindung Körper und Geist irgendwann auseinanderzubrechen droht. Yoga lehrt uns Achtsamkeit in allen Belangen, vor allem aber uns selbst gegenüber. Wir er-kennen, welche Hindernisse für die Zerstreu-ung unserer geistigen Kräfte verantwortlich sind. Innere Unruhe, mangelnde Konzentra-tion, Unentschlossenheit und Trägheit sind nur einige Dinge, die dazu führen, dass wir nicht zentriert sind. Und Menschen mit feh-lender Mitte sind oft depressiv, neigen zu Pessimismus oder sind körperlich instabil. Ein schlechter Schlaf liegt dann nicht mehr weit weg. Die Körperarbeit im Yoga ist hier ein wichtiger erster Schritt, da man durch die Bewegungsabläufe und Stellungen allmählich seinen Körper besser wahrzunehmen lernt.

## Das Bewusstsein schärfen

Yoga kann auf etlichen Ebenen des menschlichen Daseins wirksam sein. Zur Schlafverbesserung interessieren wir uns vorwiegend für die beruhigenden und harmonisierenden Effekte von Yoga.

Dementsprechend ist auch die Übungsauswahl in diesem Buch. Sie rufen uns auf zu Wahrnehmung und Konzentration. Wir können mit den Übungen in ein tieferes, subtileres Bewusstsein gleiten. Dazu verwenden wir eine Mischung aus Körperübungen (Asanas), Atemübungen (Pranayama) und Entspannungsübungen.

## Gedankenballast abwerfen

Ein- und Durchschlafschwierigkeiten beruhen nicht selten auf der Tatsache, dass man gewisse Sorgen, Erlebnisse und Eindrücke des Tages noch nicht richtig verdaut hat, wenn man abends das Bett aufsucht. Mit den ausgewählten Übungen wollen wir das alltägliche Unbewusstsein in Richtung Wachbewusstsein verschieben und die uns verwirrenden Ereignisse und Gedanken erkennen, ordnen oder sogar aussortieren bzw. ihnen die Schärfe und Prägnanz nehmen. Gelingt uns dies, kommen wir der Möglichkeit eines guten Schlafes einen großen Schritt näher.

## Das Bewusstsein erweitern

Ziel der vorgestellten Übungen ist es, einen aufmerksamen, konzentrierten und meditativen Zustand zu erreichen, in dem Bewusstsein und Wahrnehmung extrem verfeinert werden. Es geht also um eine Bewusstseinserweiterung. Das hört sich jetzt vielleicht noch fremd an, hat aber nichts mit Zauberei zu tun. Wenn Sie mit der Yogapraxis beginnen und sich ohne Vorurteile und Zwang darauf einlassen, werden Sie bald selbst spüren, was damit gemeint ist. Je weniger Sie erwarten, desto freier ist Ihr Geist von festgelegten Vorstellungen und desto wirksamer werden Sie die Übungen empfinden.

| Die Entstehung von Stress wird begünstigt, wenn ... | Der passende Hinweis aus der Yogapraxis lautet: Wer Yoga praktiziert, ... |
| --- | --- |
| ... man dauerhaft einer hohen Arbeitsbelastung ausgesetzt ist. | ... lernt seine Stärken zu erkennen und sorgsam mit ihnen zu haushalten und spürt seine Schwächen auf, um liebevoll mit ihnen umzugehen. |
| ... man ständig unter hohem Zeit- und Erfolgsdruck steht. | ... lernt, sich diejenige Zeit zu nehmen, die man für eine Sache benötigt, ohne ständig nach der Belohnung seiner Arbeit zu fragen. |
| ... man Stress erzeugende Tätigkeiten negativ bewertet. | ... lernt, konzentriert, effektiv und dennoch gelassen eine bestimmte Aufgabe in Angriff zu nehmen. |
| ... man das Gefühl hat, die Kontrolle über eine Situation zu verlieren. | ... lernt, seinen Körper und seine Gedanken aufmerksam zu beobachten und sein Handeln rechtzeitig danach auszurichten. |
| ... man nicht mehr abschalten kann. | ... lernt, sich von der Außenwelt zurückzuziehen und seine Gedanken still werden zu lassen. |

# 15 Tipps für Ihre erfolgreiche Übungspraxis

Die meisten hier aufgeführten Tipps betreffen unsere geistige Einstellung. Lesen Sie sie ruhig mehrmals, um sie zu verinnerlichen.

### 1. Mehr Achtsamkeit und Liebe

Yoga als umfassendes System ist keine Sache, die man mal schnell so macht. Wir müssen uns abgewöhnen, die vielen Dinge des Lebens zu automatisieren und die Achtsamkeit dem tatsächlichen Tun gegenüber zu verlieren. Wenn Sie Yoga üben, können Sie anfangen, mehr Bewusstsein, Aufmerksamkeit und somit auch ein bisschen mehr Leidenschaft und Liebe in Ihre Handlungen zu legen.

### 2. Yoga als fester Bestandteil des Tages

Entwickeln Sie eine positive Einstellung gegenüber Ihrer Yogapraxis und lassen Sie sie Teil Ihres Alltags werden, so wie das Essen oder Trinken.

### 3. Ohne Erwartung

Üben Sie bitte nicht mit dem Gedanken »Wenn ich das jetzt mache, werde ich sogleich besser schlafen«. Sie versetzen sich damit in eine bestimmte Erwartungshaltung und als Folge dessen unbewusst unter Druck. Machen Sie sich möglichst frei vom Zweck des Übens. Ich weiß, wie schwer das sein kann, gerade wenn man sich in einer Krisensituation befindet. Führen Sie die Übungen, egal welche, dem Üben zuliebe durch. Führen Sie sie Ihnen zuliebe durch, einfach so, weil es Ihnen Spaß macht und guttut.

### 4. Geduld für einen sanften Weg

Ungeduld ist der Feind jeder Entspannung. Üben Sie sich in Muße und Geduld als wichtige Voraussetzungen eines sanften Weges zu mehr Entspannung, Ausgeglichenheit und Wohlbefinden. Es kann sein, dass sich die Übungen in diesem Buch sehr bald positiv auf Ihren Schlaf auswirken. Andererseits wäre es normal, wenn Ihr Körper erst einen gewissen Lernprozess durchlaufen muss, bevor Sie spürbare Veränderungen wahrnehmen.

### 5. Kein Leistungsdruck

Den ganzen Tag müssen wir anderen beweisen, welche Fähigkeiten in uns stecken. Beim Üben ist dieser Leistungsgedanke völlig fehl am Platz. Sie müssen niemandem irgendetwas beweisen. Das Üben ist keine Prüfung, für die man bei Bestehen ein Zertifikat erhält.

### 6. Bewusst langsam werden

Lassen Sie sich nicht hetzen! Das Schlüsselwort beim Üben lautet »Entschleunigung«. Haben Sie Mut, sich von der Schnelligkeit des »äußeren Lebens« zu verabschieden.

### 7. Jeder Tag ist neu

Lassen Sie sich quasi jeden Tag aufs Neue vom Yoga abholen und nehmen Sie sich immer so an, wie Sie gerade sind oder sich fühlen. Jede Übungssequenz, egal, wie lange sie sein wird, birgt neue Erlebnisse und spannende Erfahrungen.

### 8. Jetzt ist Ihre eigene Zeit

Egal, was aus diesem Buch und wann Sie üben – sorgen Sie für die passende Atmosphäre. Versuchen Sie, alle Störquellen, wie z. B. das Telefon, zu beseitigen. Melden Sie zu Hause an, dass Sie sich jetzt für einige Zeit zurückziehen wollen. Das, was Sie jetzt tun, ist nur für Sie selbst. Sie müssen niemand anderem einen Dienst erweisen.

### 9. Mit allen Sinnen

Lassen Sie Ihren lauten und schnellen Alltag ganz bewusst zurück. Wenn Sie üben, sollten alle Ihre Sinne dem Üben gewidmet werden. Alles andere hat jetzt Pause.

### 10. Grenzen erkennen

Üben Sie stets ohne Schmerzen! Ein bisschen Ziehen in der Muskulatur ist erlaubt. Beachten Sie jedoch Ihre physiologischen Grenzen bzw. Ihr orthopädisches Limit.

### 11. Nicht mit vollem Magen

Üben Sie nicht unmittelbar nach einem schweren Essen! Die letzte Mahlzeit sollte im Idealfall mindestens zwei Stunden zurückliegen.

### 12. Weich in der Atmung

Bei den Körperübungen atmen Sie durch die Nase ein und aus. Der Atem soll weich, fließend und kontinuierlich sein, auch wenn er durch einige Körperstellungen etwas eingeschränkt wird.

### 13. Qualität statt Quantität

Im Yoga kommt es nicht darauf an, dass man möglichst viele Übungen in möglichst kurzer Zeit durchführt. Vielmehr entscheidet die Qualität über den Erfolg. Eine einzige Übung, egal, ob Körper-, Atem- oder Entspannungsübung, die mit Aufmerksamkeit und Hingabe praktiziert wird, ist wirksamer als ein hastig ausgeführtes Programm.

### 14. Periode und Schwangerschaft

Frauen müssen ausprobieren, wie sie das Üben während der Monatsblutung vertragen. Während der Schwangerschaft können Sie üben, solange Sie sich wohlfühlen. Vermeiden Sie allerdings zu stark vorgebeugte Haltungen, bei denen der Bauch eingeengt wird.

### 15. Erst lesen – dann üben

Es ist vorteilhaft, wenn Sie die Beschreibung einer Übung zuerst sorgfältig lesen und bereits in Gedanken mitmachen. Erst dann kommt die eigentliche Durchführung.

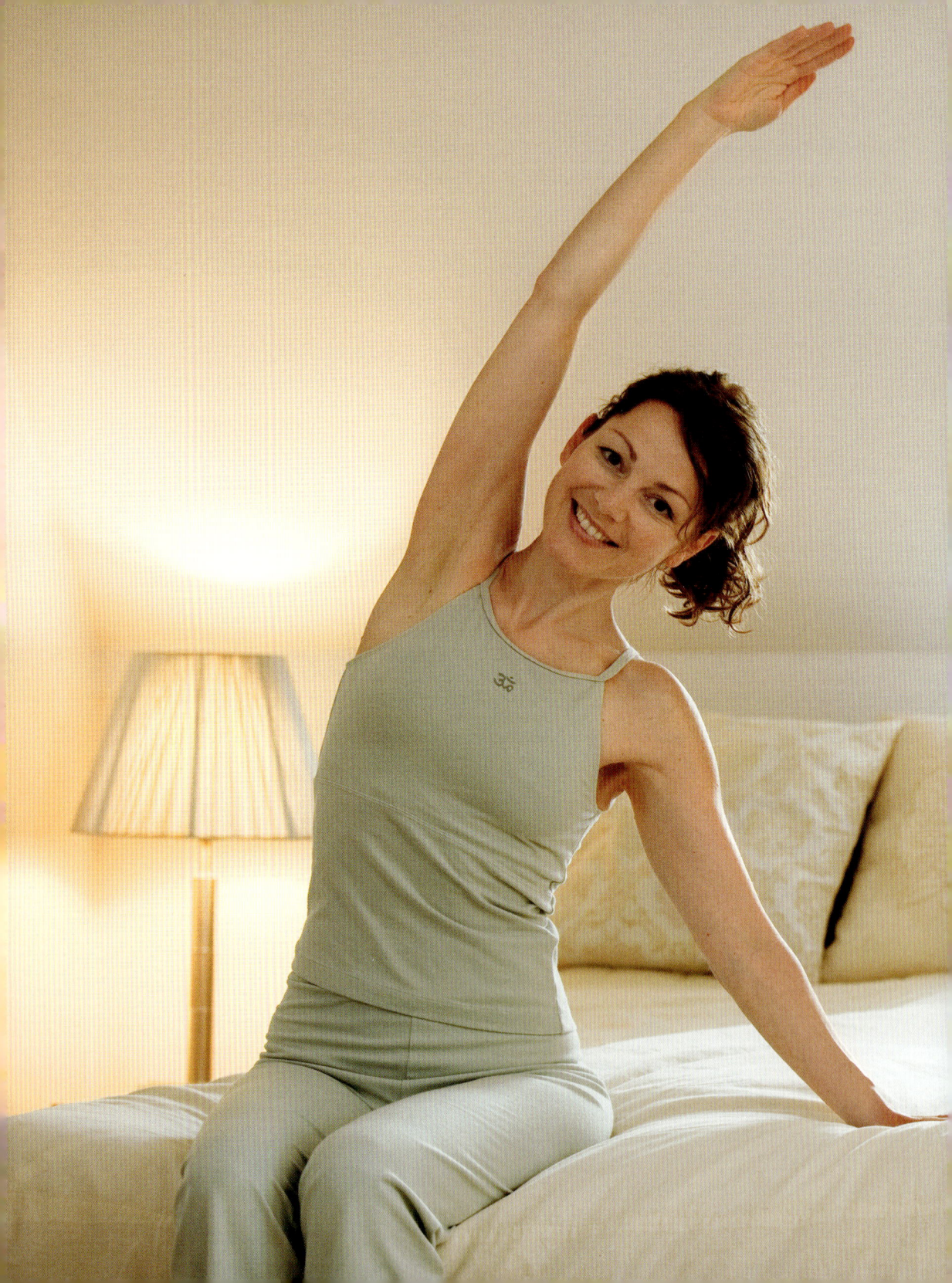

# Werden Sie aktiv –
# schlafen Sie besser!

Aus der ehemals geheimen Lehre des Yoga, die vor tausenden von Jahren

nur wenigen Eingeweihten zugänglich war, ist ein inspirierender

»Markt der Sinne« für jedermann entstanden. Durch einen achtsamen

Umgang mit den verschiedenen Praktiken und die individuelle Auswahl

der Übungen kann man seinem Glück jeden Tag ein Stückchen näher

kommen – auch einem gesunden Schlaf.

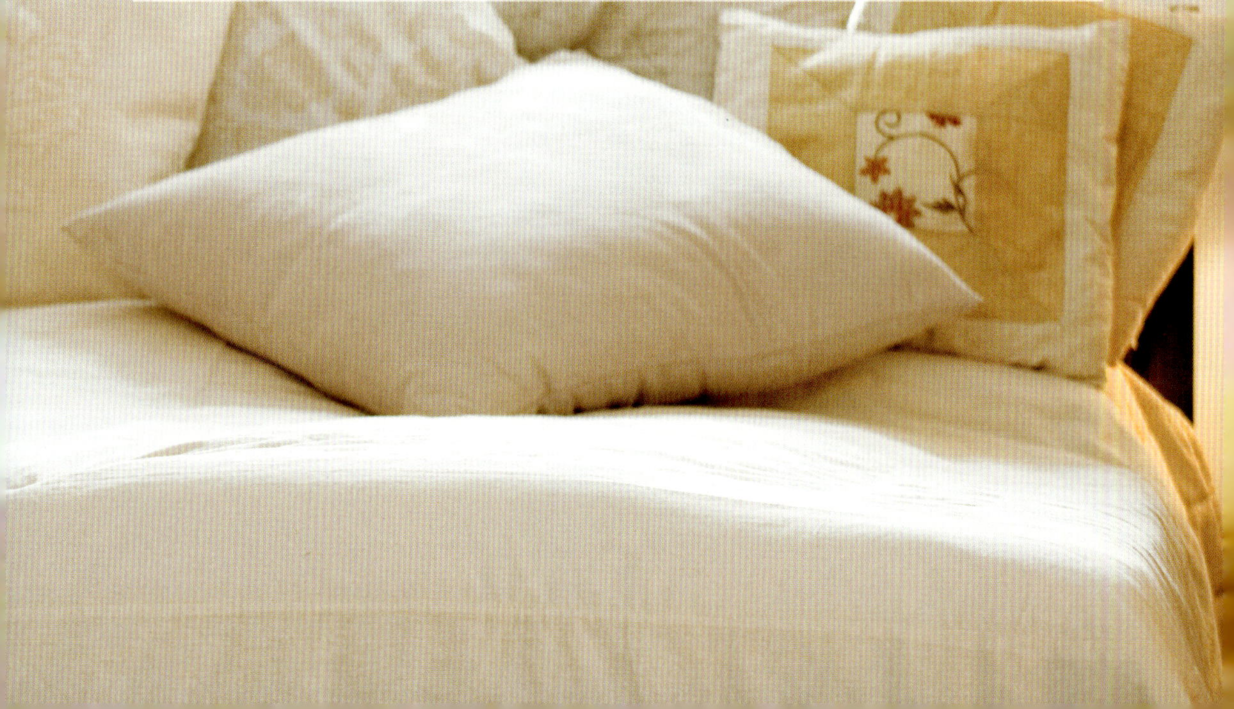

# Die Körperübungen –
# Ruhe und Entspannung durch Aktivität

Der einfachste und häufigste Weg in die Welt des Yoga geschieht über die Körperübungen, die zusammenfassend als Asanas bezeichnet werden. Hiervon gibt es zahlreiche Grundübungen, Aufbauübungen und wiederum etliche Variationen mit teilweise ganz spezifischen Wirkungen auf den Körper-Geist-Komplex. Und vielleicht sind Sie erstaunt – denn mit den teilweise akrobatisch anmutenden Übungen, die man in manch einschlägiger Literatur finden kann, haben unsere Körperstellungen wenig gemeinsam.

## Wohlbefinden als Priorität

Gerade für unseren Zweck, nämlich mehr Ruhe, Entspanntheit und Gelassenheit zu finden, liegt die Kraft der Asanas in ihrer Einfachheit. Hierzu habe ich Körperhaltungen ausgewählt, die in besonders hohem Maße einen introvertierten Charakter haben. Sie ermöglichen Ihnen also ein intensives Nach-innenkehren, ein Ankommen bei sich selbst. Dazu sind keine zirkusreifen Verknotungen notwendig, im Gegenteil. Das auf körperlicher und geistiger Basis beruhende Wohlbefinden steht an erster Stelle. Jeder kann diese Asanas ohne Probleme bewältigen.

## Loslassen lernen

Die meisten Übungen, bis auf den Sonnengruß auf Seite 56 f., sind auf Spüren und Loslassen ausgerichtet. Dies sind die wichtigsten Aspekte der Yogapraxis, wenn es darum geht, Spannungen oder Blockaden aufzuspüren und zu einem gesunden Schlafverhalten zu finden. Die Konzentration auf das Tun an sich ist ebenfalls ein entscheidender Faktor. Wenn wir es mit den Körperübungen schaffen, uns von der lauten äußeren Welt etwas abzuwen-

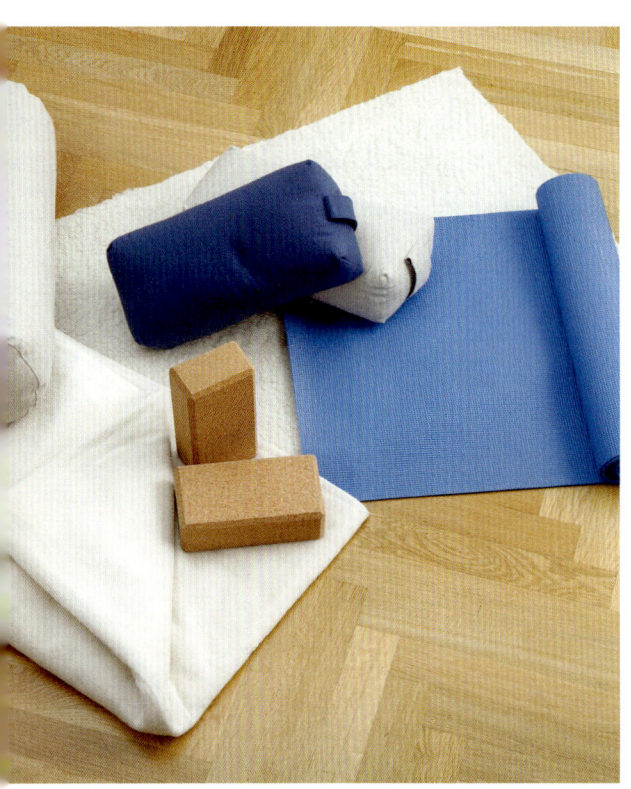

Komfortabel und praktisch zum Üben: Yogamatte, Decke, Meditationskissen, Blöcke

den, unser Gedankenkarussell zu beruhigen und mehr Spürsinn für uns selbst zu entwickeln, hat dies positive Wirkungen auf unser gesamtes Dasein.

Bei den meisten Übungen dürfen Sie sich also sprichwörtlich gehen lassen. Sie können sich sinken lassen, in die Haltungen hineinschmelzen. Und sollte dies bei einer Übung einmal nicht so gut funktionieren, können Sie auch eine der Variationen durchführen.

## Seien Sie kreativ

Zum Üben der Asanas benötigen Sie am besten eine Yogamatte. Darüber hinaus verwenden wir verschiedene Polster, Kissen und Decken. Im Anhang finden Sie eine Bezugsquelle, die eine große Auswahl an Yogaequipment führt.

Ich schlage jedoch vor, dass Sie mit den Dingen beginnen, die Sie bereits zu Hause haben, und, wenn nötig, hierbei etwas improvisieren. Wenn Sie Spaß an meinem Programm finden, können Sie sich die notwendigen Dinge auch später noch zulegen.

## So beginnen Sie richtig

Es folgt nun eine Reihe von Körperübungen, von denen Sie sich je nach Belieben unter Berücksichtigung der persönlichen Verfassung und der Tageszeit Ihr individuelles Programm zusammenstellen können. Welche Übungen sich wann besonders gut eignen, erfahren Sie in der Zusammenfassung ab Seite 86.

Wenn Sie sich noch nicht ganz sicher sind, welche Asanas Sie sich zusammenstellen sollen, können Sie auch ein von mir vorgefertigtes Programm üben. Sie finden diese ab Seite 88. Ich lege Ihnen die »15 Tipps für Ihre erfolgreiche Übungspraxis« nochmals besonders ans Herz.

Für die Planung Ihres eigenen Wunschprogramms gilt immer Folgendes:

1. Beginnen Sie stets mit einer kurzen Einstimmungsphase. Sie trägt dazu bei, dass Sie bei diesem Moment ankommen.
2. Führen Sie dann die Körperübungen mit der nötigen Ruhe durch und halten Sie die Stellungen mindestens eine Minute oder länger.
3. Zum Ausklang, also nach den Asanas, eignet sich eine leichte Umkehrhaltung.
4. Dann folgt, wenn Sie möchten, eine beruhigende Atemübung. Diese wird Ihren Geist erneut zentrieren und Ihnen tiefe Ruhe schenken.
5. Eine Entspannungsphase rundet Ihr Programm sinnvoll ab. Hierbei können Sie sich auch von der beiliegenden CD anleiten lassen.

## *Mein Rat*

Üben Sie bitte keine Stehhaltungen und verzichten Sie auf den Sonnengruß kurz vor dem Zubettgehen. Insgesamt gilt: Je später der Abend, desto inaktiver bzw. passiver sollte der Charakter der ausgewählten Übungen sein.

## Ruhender und bequemer Sitz

Im Yoga gibt es unterschiedliche Möglichkeiten, einen ruhenden Sitz einzunehmen. Es ist immer wichtig, dass dieser auch eine individuelle Bequemlichkeit in sich trägt. Denn wie will man zur Ruhe kommen, wenn es in einer erzwungenen Haltung an jeder Stelle zwickt und kneift?

Ich möchte Ihnen an dieser Stelle vier Möglichkeiten vorstellen. Probieren Sie am besten alle aus und wählen Sie einen Sitz, der Ihnen behagt. Er ist dann perfekt, wenn Sie sich wohl dabei fühlen und einige Minuten ohne Probleme darin verweilen können.

Ein bequemer Sitz dient einfach dem Selbstzweck, verschiedenen Atemübungen oder der Meditation. Er ist auch bestens als Einstimmungsphase geeignet, um mit einem Übungsprogramm zu beginnen, damit wir innerlich still werden und uns sammeln können. Einige Übungen, bei der Sie eine sitzende Position einnehmen werden, stelle ich Ihnen in diesem Praxisteil und auch auf der beiliegenden CD vor.

**1** Im Schneidersitz erhöhen Sie mithilfe mehrerer Decken oder eines Meditationskissens Ihr Becken. Dies erleichtert die Aufrichtung der gesamten Wirbelsäule. Setzen Sie sich an den vorderen Rand Ihrer Unterlage und überkreuzen Sie die Beine.
Legen Sie die Hände bequem auf Ihre Oberschenkel oder Knie. Ob die Hände nach oben oder unten gedreht sind, bleibt Ihrer Vorliebe überlassen. Die Schultern sinken weich, der Nacken ist vollkommen entspannt. Versuchen Sie nun Ihre Wirbelsäule nach oben zu strecken und die Hüftgelenke zu entspannen, sodass die Knie locker nach außen fallen können. Schließen Sie Ihre Augen und kommen Sie ganz in der Gegenwart an.

**2** Im Fersensitz dient eine eng gerollte Decke als Unterlage. Passen Sie die Sitzhöhe individuell an.
Richten Sie Brustkorb und Rücken auf, halten Sie den Kopf ausbalanciert in der Mitte und lassen Sie die Schultern weich. Legen Sie die Hände entspannt auf die Oberschenkel oder formen Sie mit beiden Händen eine Schale in Ihrem Schoß.
Schließen Sie Ihre Augen, spüren Sie Ihren Atem fließen und genießen Sie für einige Augenblicke den Moment.

**3** Der einfache Sitz auf einem festen Stuhl ist für manche Menschen sicher die bequemste Möglichkeit.
Setzen Sie sich hierfür an die vordere Kante. Die Beine sind leicht gegrätscht und die Füße stehen fest am Boden. Richten Sie Ihren Rumpf aktiv auf. Sie haben das Gefühl, als verlängere sich die Vorderseite Ihres Oberkörpers. Die Hände liegen auf den Oberschenkeln oder bilden ineinandergelegt eine kleine Schale. Lassen Sie Ihre Schultern vollkommen entspannt.

**4** Ist das aufrechte Sitzen im Laufe einer Konzentrations- oder Atemübung zu anstrengend, dann rutschen Sie auf dem Stuhl ganz nach hinten und lehnen sich an. Sinken Sie jedoch nicht zu sehr in sich zusammen.

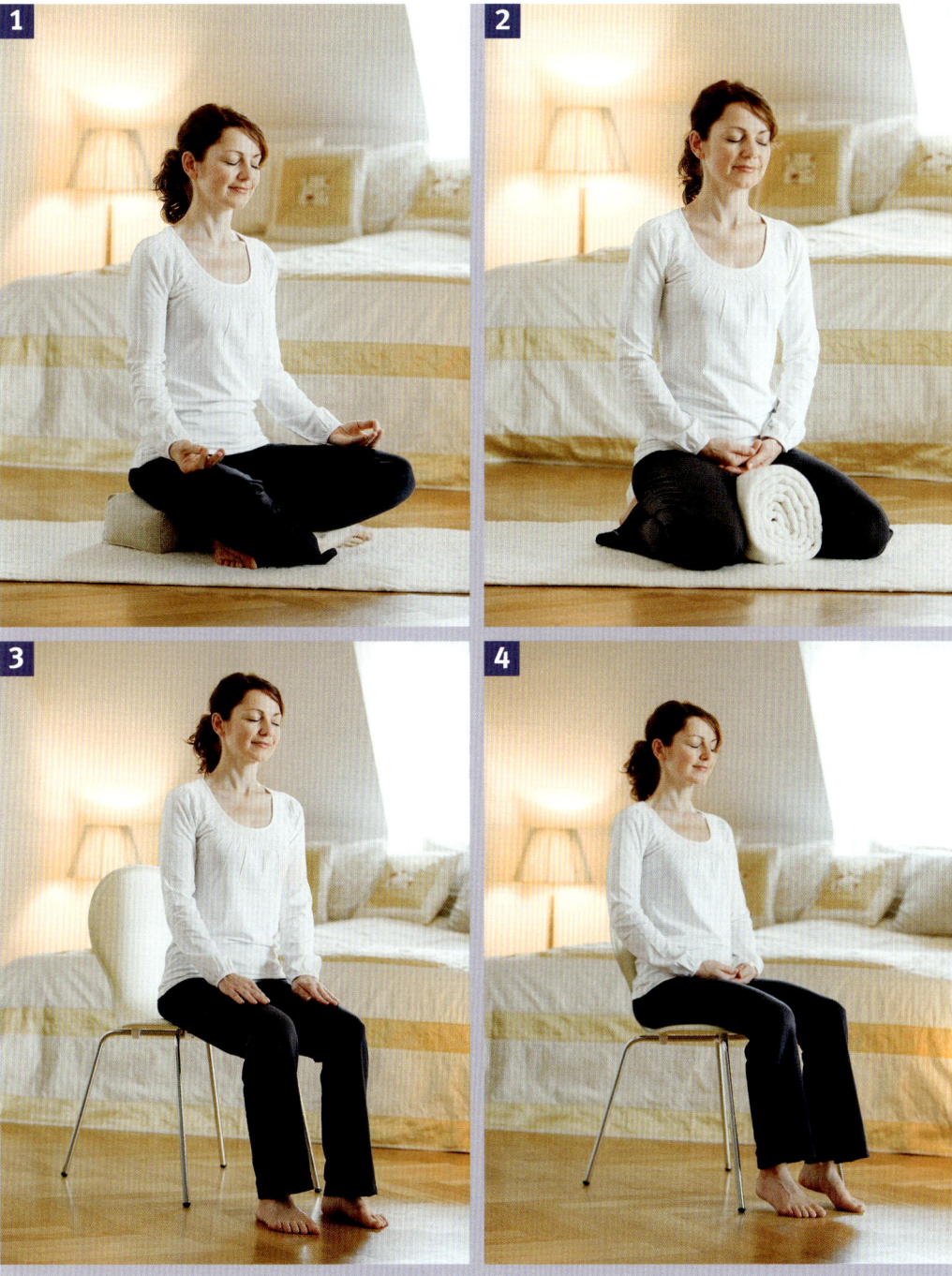

## Die Berghaltung

Der Berg vermittelt uns physische und emotionale Stärke, während der Geist ruhig und im absoluten Jetzt präsent sein soll. Er steht aufrecht und ist ein Symbol der Ewigkeit. Er sprengt die Ketten der Vergangenheit und löst Wünsche oder Gedanken, die noch fern in der Zukunft liegen.
Wer diese Haltung regelmäßig übt, lernt dabei, sich besonders auf die Gegenwart zu fokussieren.

**1**  Stehen Sie aufrecht und schließen Sie Ihre Füße. Fersen und Großzehenballen berühren sich. Verteilen Sie Ihr Gewicht gleichmäßig auf beide Beine und verwurzeln Sie Ihre Fußsohlen mit der Erde.
Die Beine sind stark, wachsen in die Länge und wurzeln in den Hüftgelenken. Das Becken befindet sich in neutraler und mittiger Position. Aus ihm heraus entspringt die Wirbelsäule in voller Pracht und Länge. Ihr Brustkorb weitet sich nach oben und zu den Seiten, die Schultern sind leicht nach hinten geführt. Aus den Schultern wachsen die Arme bis in die Fingerspitzen bewusst in die Länge – sie bilden die Flanken des Berges. Indem Sie die Hände etwas nach vorne ausdrehen, unterstützen Sie Ihren für die Gegenwart geöffneten Geist.
Lassen Sie Kehle und Gesicht vollkommen weich und fühlen Sie die natürliche Verlängerung Ihres Nackens.
Blicken Sie ruhig und wachsam geradeaus.
Der Atem fließt vermehrt in den geweiteten Brustkorb, aber dennoch ruhig und natürlich.
Sie können in dieser Haltung so lange Sie möchten verweilen. Wenn Sie fleißig und regelmäßig üben, wird es Ihnen immer besser gelingen, Ihre Gedanken loszulassen und zu innerer Stille zu finden. Genau diese geistige Stille benötigt jeder Mensch für eine entspannte Einschlafphase.

## Schöne Ideen

- Spüren Sie Ihre Präsenz im Hier und Jetzt. Sie sind stark und stolz, gelassen und ruhig.
- Ihre Füße und Beine bilden das massive Fundament des Berges. Sie nehmen hiermit einen wichtigen und unverrückbaren Platz auf der Erde ein. Als Individuum sind Sie dennoch mit der Umwelt verbunden.
- Der Scheitel symbolisiert den Gipfel. Streben Sie weit nach oben in den Himmel. Die sanften Wolken ziehen vorüber und tragen alle Gedanken fort. Finden Sie den Weg vom Denken zum reinen und klaren Spüren.
- Mit dem weiten Brustkorb und Ihrem geöffneten Herzen empfangen Sie die Gegenwart voller Liebe. Auch wenn sich dies kitschig anhört – probieren Sie es!

*Mein Rat*

Wenn Sie heute etwas unsicher stehen, dann öffnen Sie die Füße ein wenig. Dies verschafft eine größere Stabilität und mehr Sicherheit.
Lassen Sie den Nacken in die Länge wachsen, indem Sie gefühlsmäßig den Hinterkopf vom oberen Rücken weg bewegen wollen.

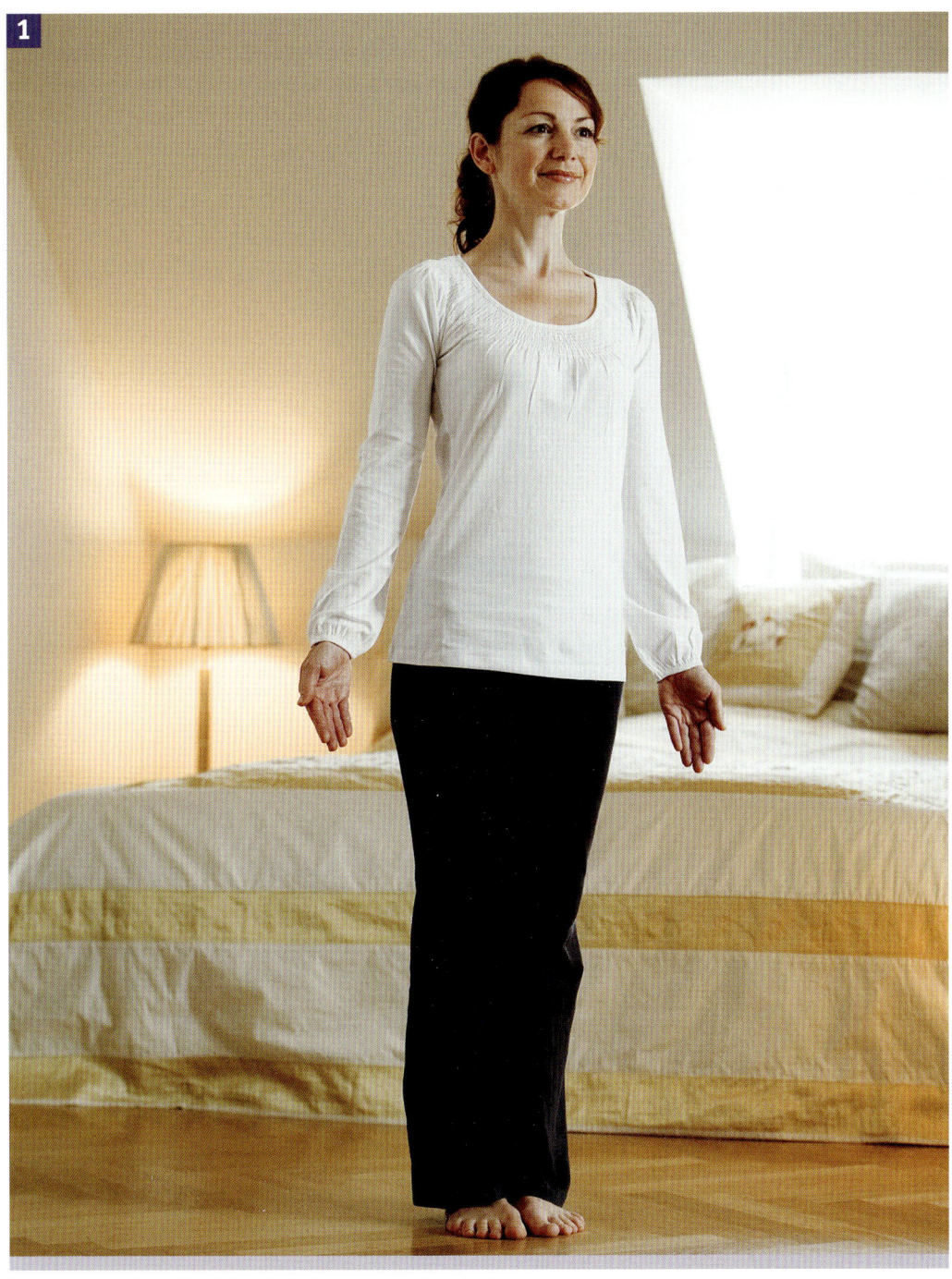

## Die Baumhaltung

Der Baum ist ein altes, mythologisches Bild der Menschheit. Wir symbolisieren den Baum im Yoga mit einer Gleichgewichtshaltung im Stand.

Mit dieser Übung verbessern wir nicht nur unser äußeres, körperliches, sondern auch unserer inneres, seelisches Gleichgewicht. Da sich ein Baum in seinem Wachstum stetig nach oben orientiert, um, vor allem in einem dichten Wald, mehr Licht zu erhalten, verbessern wir auch unsere Aufrichtung. Gleichzeitig benötigt ein Baum starke Wurzeln, mit denen er fest in der Erde verankert ist. Durch diese Wurzeln trotzt er starken Stürmen und bleibt standhaft.

Die Baumhaltung hilft vielen Menschen, wenn sie nervös oder ruhelos sind. Ich empfehle die Übung oft, wenn eine große oder unangenehme Aufgabe kurz bevorsteht. Dann nämlich hilft diese Haltung, sich zu sammeln, zu konzentrieren und den Atem zu beruhigen.

### Mein Rat

- Manchmal wird Ihr Baum etwas mehr schwanken als sonst. Die äußeren Bewegungen spiegeln häufig auch Ihre inneren Bewegungen wider. Entscheiden Sie sich deshalb täglich neu, welche der beiden Ausführungen Ihrer Befindlichkeit entspricht.
- Fixieren Sie einen Punkt am Boden oder an der gegenüberliegenden Wand.

**1** Stehen Sie mit geschlossenen Füßen. Die Innenseiten der Fersen und die Großzehenballen berühren sich. Legen Sie die Hände sanft vor dem Brustkorb aneinander. Verweilen Sie drei bis vier Atemzüge, bevor Sie langsam das Gewicht auf das linke Bein verlagern, dessen Fußsohle fest mit der Erde verwurzelt ist. Dann heben Sie das rechte Bein etwas an, drehen das Knie nach außen und stellen die Zehenspitzen auf den Boden ab. Die Ferse berührt die Innenseite des linken Knöchels.

Versuchen Sie Länge im Standbein zu erreichen, denn dies hilft Ihren ganzen Rumpf aufzurichten und zu wachsen.

Verweilen Sie einige ruhige Atemzüge konzentriert in dieser Haltung.

**2** Etwas schwieriger wird es, wenn Sie das rechte Bein ganz anheben und die Fußsohle an die Innenseite des linken Oberschenkels anlegen. Drücken Sie die Fußsohle dann fest an das Standbein und gleichzeitig mit den Muskeln des Oberschenkels gegen die Fußsohle.

Wenn das Standbein müde wird, wechseln Sie die Seiten.

### Schöne Ideen

- Spüren Sie die Wurzeln, die tief in die Erde wachsen und Ihnen Halt und Sicherheit geben.
- So wie der Baum das Wasser aus der Erde aufnimmt, so nehmen Sie die Energie der Erde in sich auf und spüren, wie diese Ihren ganzen Körper durchflutet.

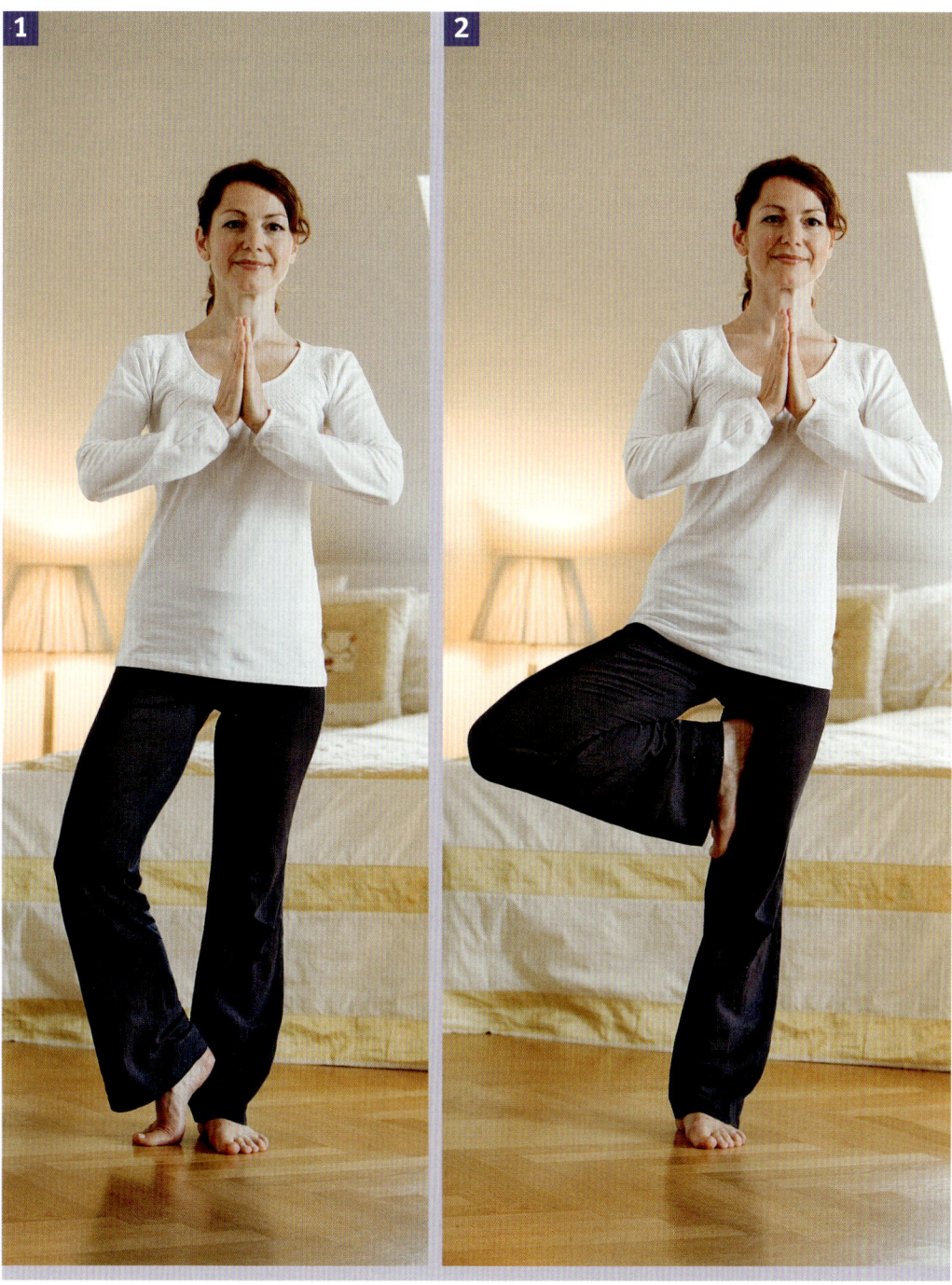

## Vorwärtsbeuge im Stehen

Bei dieser Haltung werden Sie gleich spüren, wie das Blut in Richtung der Organe des Kopfes fließt. Am Anfang mag dies ungewohnt für Sie sein. Der Organismus gewöhnt sich jedoch sehr bald daran, sodass sich die entspannende Wirkung vollends entfalten kann.

Diese Vorwärtsbeuge können Sie regelmäßig in Ihren Alltag integrieren, auch und gerade dann, wenn Sie täglich viel sitzen und konzentriert arbeiten müssen.

**1** Stehen Sie vorerst gerade. Ihre Füße sind parallel und so weit geöffnet, dass ein dritter Fuß dazwischen Platz hätte. Nehmen Sie den Kontakt zur Erde bewusst wahr. Die Arme hängen vollkommen entspannt neben dem Rumpf.
Nun atmen Sie tief ein. Mit dem darauf folgenden Ausatmen rollen Sie langsam und mit leicht gebeugten Knien nach vorne unten. Beginnen Sie diese Abrollbewegung mit dem Kopf. Lassen Sie ihn ganz weich nach vorne kippen. Die Arme sind immer noch locker. Anschließend folgen der Nacken und jeder einzelne Wirbel, bis der Oberkörper entspannt nach unten aushängt. Wenn der Rumpf vollkommen abgerollt ist, verschränken Sie die Ellbogen. Konzentrieren Sie sich auf einen gelösten Nacken, einen schwerelosen Kopf und entspannte Schultern.

**2** Nun können Sie die Beine sanft durchstrecken. Die Dehnung in den Rückseiten der Beine wird etwas intensiver.
Während Ihr Atem natürlich und ruhig fließt, halten Sie diese Position etwa eine Minute. Je nach Befinden auch länger oder kürzer.

Die Übung wird beendet, indem Sie beim Einatmen den Oberkörper in umgekehrter Reihenfolge wieder nach oben rollen. Hierzu die Arme locker lassen und im untersten Rücken beginnen. Ganz am Ende richten Sie den Kopf wieder auf den Schultern auf. Während des Aufrollens ist es gut, wenn die Beine wieder leicht gebeugt sind.

### Schöne Ideen
● Der Atem fließt über die Fußsohlen in den Körper hinein und verlässt ihn beim Ausatmen über den Scheitel des Kopfes. Er breitet sich über den ganzen Rücken aus und entspannt dessen Muskeln. Sie fühlen, wie sich alle Spannungen im unteren Rücken lösen. Sie spüren, wie der Nacken weich wird. Verfolgen Sie aufmerksam den natürlichen Rhythmus des Atems.
● Das gelöste Ausatmen fördert das Zur-Ruhe-Kommen des Geistes.
● Spüren Sie die feste Verankerung der Füße in der Erde.

## Mein Rat

Wenn Sie Probleme im unteren Rücken haben, dann lassen Sie während der gesamten Übung – auch beim Hängenlassen des Rumpfes – die Kniegelenke leicht gebeugt.

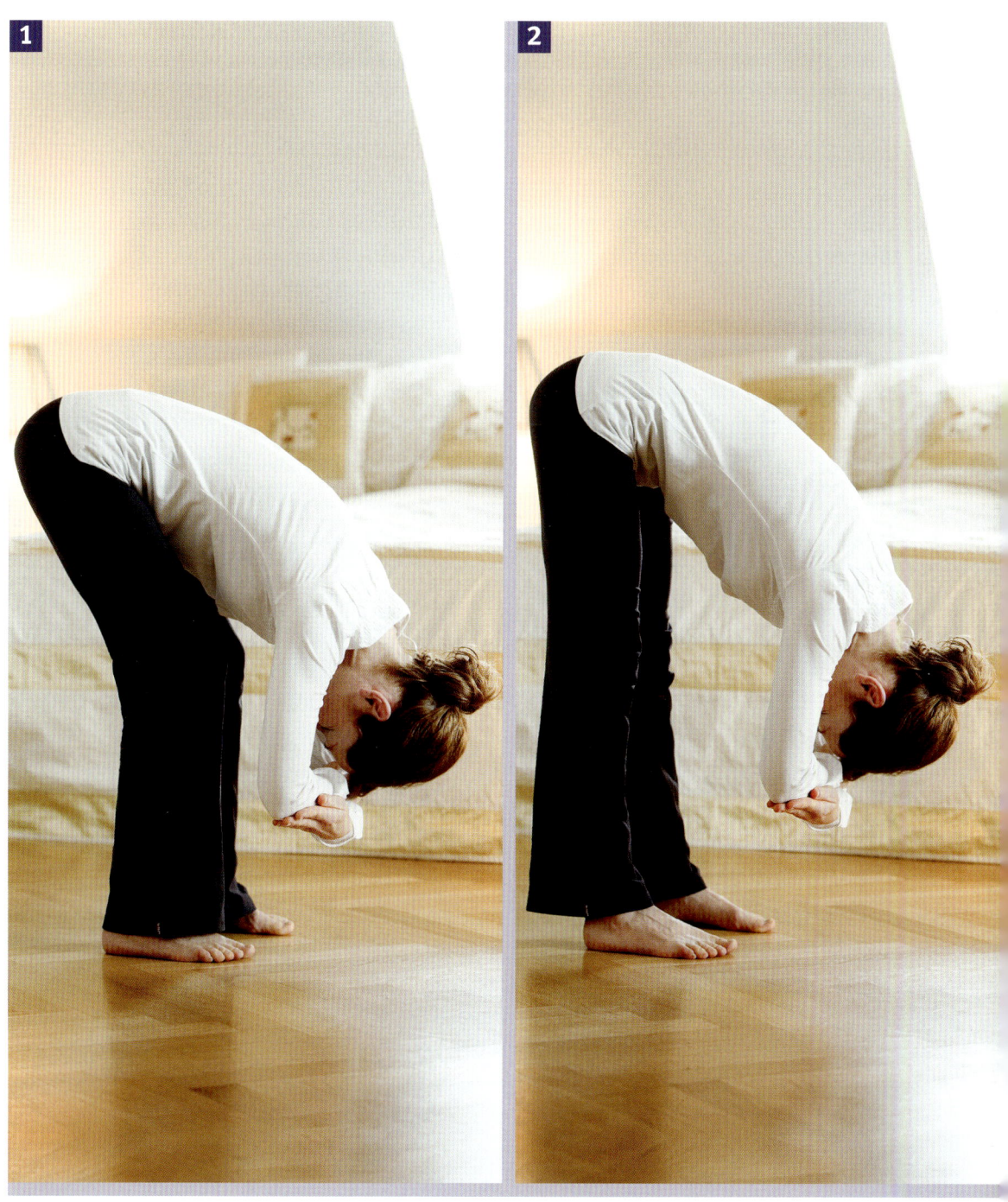

## Vorwärtsbeuge in der Grätsche

Diese Vorbeuge ähnelt in einigen Details der vorangegangenen Übung. Sie dehnt die häufig verkürzten Beinrückseiten, entspannt die Rückenmuskeln und den Nacken und führt zu einer positiven Mehrdurchblutung der Organe, die in der Kopfgegend angesiedelt sind. Dadurch, dass der Kopf tiefer als das Becken ist, erfahren Sie eine unbeschreibliche Erholung und das Gedankenkarussell kann sich beruhigen.

Es kann sein, dass Sie mit dieser stützenden Ausführung wesentlich mehr Wohlbefinden und Ruhe wahrnehmen können als mit der »Vorwärtsbeuge im Stehen« auf Seite 28 f. Probieren Sie einfach beide Übungen aus und entscheiden Sie sich individuell.

Sie benötigen nun idealerweise einen Stuhl, um Ihre Arme und den Kopf darauf zu stützen.

## Mein Rat

Erhöhen Sie die Stützposition bei Bedarf, indem Sie mehrere Decken oder feste Kissen auf die Sitzfläche des Stuhles legen. Es ist sehr wichtig, dass Sie eine ideale Höhe finden, um den Kopf entspannt aufzusetzen. Statt auf der Sitzfläche eines Stuhles, ist es auch gut möglich, sich auf der Kante eines gewöhnlichen Tisches aufzustützen. Die Dehnung der Beinrückseiten verliert zwar etwas an Intensität, die beruhigende Wirkung auf die Psyche kann jedoch verstärkt werden.

**1** Stellen Sie sich mit weit gegrätschten und gestreckten Beinen vor den Stuhl. Die Füße sind parallel.

Stehen Sie vorerst aufrecht und stützen Sie die Hände in die Hüften. Bringen Sie die Schultern leicht nach hinten, weiten Sie Ihren Brustkorb und atmen Sie 4–5-mal ruhig, aber tief ein und aus.

Mit dem kommenden Ausatmen beugen Sie sich mit gestrecktem Rücken vorneüber und legen die Hände auf den Stuhl.

Anschließend lassen Sie den Oberkörper vorsichtig weiter nach unten sinken, bis Sie den Kopf bequem auf der Sitzfläche ablegen können.

Versuchen Sie die Arme in eine möglichst angenehme Position abzulegen. Schultern und Nacken sollen entspannen können.

Verweilen Sie einige Zeit in dieser Position und nehmen Sie die zunehmende Entspannung des Rückens und des Nackens wahr. Ein ganz natürlich fließender Atem unterstützt die positiven Wirkungen dieser Haltung.

### Schöne Ideen

- Stellen Sie sich vor, dass Sie in Ihren Rücken hinein atmen. Mit dem Ausatmen lassen Sie alle Spannung abfließen. Die Wahrnehmung der Gleichmäßigkeit des Atems führt Sie zu tiefer innerer Ruhe.
- Genießen Sie die Dehnung in den Rückseiten Ihrer Beine. Lösen Sie mental die Kniekehlen und fördern Sie somit die Entspannung und Dehnung der Sehnen und Muskeln.

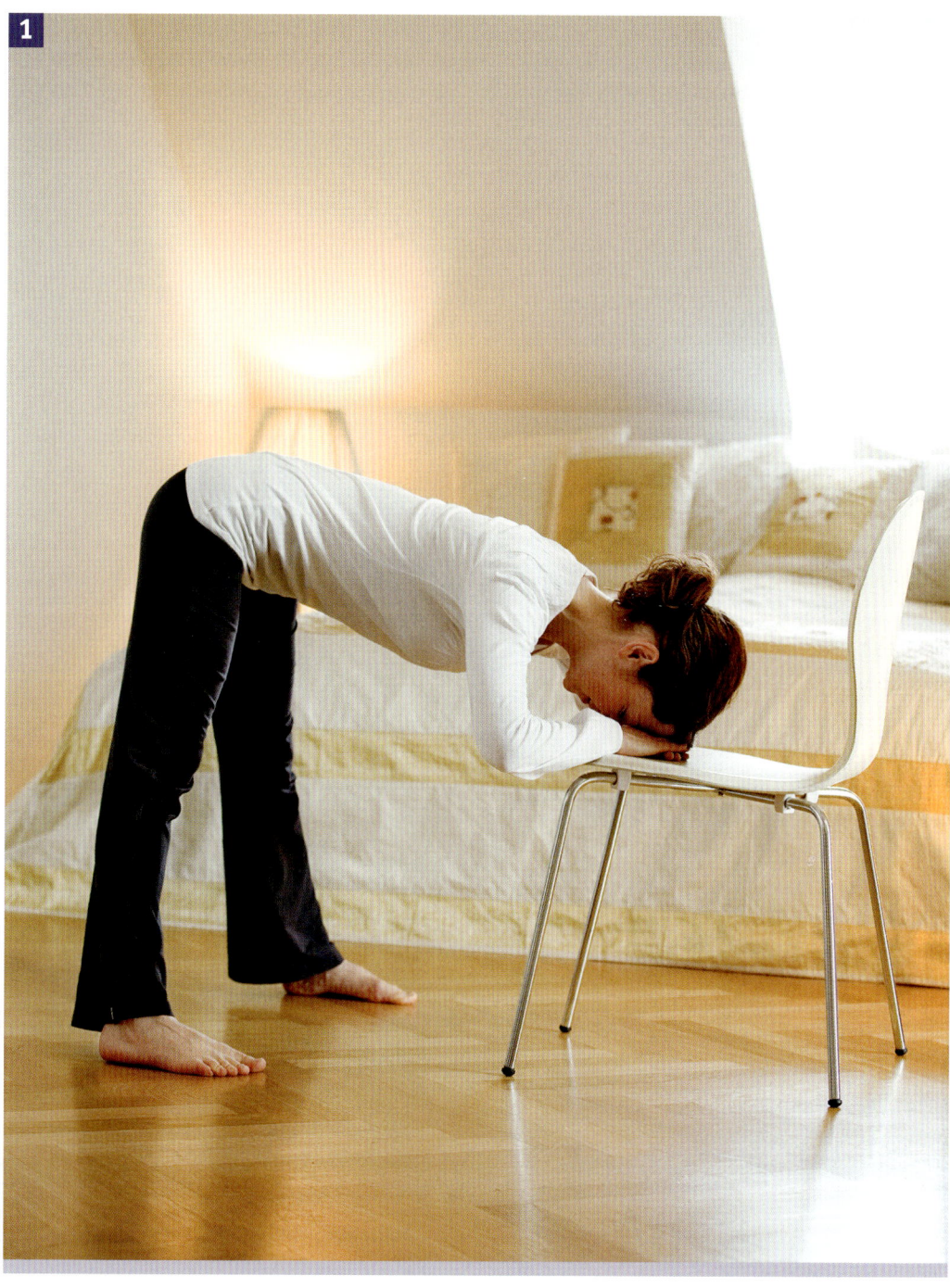

## Der Stocksitz

Der Stocksitz gilt im Allgemeinen als eine der wichtigsten Basishaltungen. Mit ihm lernen wir eine symmetrische Ausrichtung des Körpers vom Scheitel bis zu den Zehen. Diese Haltung bedarf einiger Anstrengung, weshalb sie zu den aktiven Übungen in unserem Programm zählt. Es ist sehr lohnenswert, wenn Sie sich mit dem Stocksitz etwas beschäftigen, da die Muskeln der Wirbelsäule auf sanfte Weise gekräftigt und die häufig verkürzten Beinrückseiten gedehnt werden. Zusätzlich versuchen wir mit dieser Haltung unseren »Stock«, also die Wirbelsäule, präzise auszurichten. Die Konzentration hierauf schult unsere innere Wachsamkeit.

**1** Setzen Sie sich mit gestreckten Beinen auf die Matte. Um die Sitzhöcker bewusster mit dem Boden verankern zu können, streichen Sie dann die Gesäßmuskeln mit der flachen Hand nach hinten aus.
Anschließend drücken Sie die Hände in den Boden und strecken Ihre Arme durch. Heben Sie den Brustkorb an und ziehen Sie beide Schultern gleichmäßig etwas zurück. Hier-

durch weitet sich der Brustkorb zu allen Seiten und die Rückenmuskeln werden aktiv. Gleichzeitig sind Ihre Beine aktiv durchgestreckt und wachsen aus Ihren Hüftgelenken heraus. Stellen Sie sich vor, Sie würden mit den Fersen gleichmäßig gegen eine Kommode oder einen Schrank drücken. Dies vermittelt eine gewisse Kraft und Aktivität.

**2** Die zweite Übung ist eine Variation des Stocksitzes für Menschen mit stark verkürzten Beinrückseiten. Das Anwinkeln der Beine vermindert die Spannung in den Kniekehlen und erleichtert es, aufrecht und mit einem absolut geraden Rücken zu sitzen. Denn gerade in der aktiven und lotrechten Ausrichtung der Wirbelsäule liegt die Essenz dieser Haltung.

### Schöne Ideen
- Betrachten Sie Ihre Wirbelsäule als die Achse Ihres eigenen Körpers. Verbinden Sie mit Ihrer Achse ganz bewusst die Erde, auf der Sie leben, mit dem Kosmos, der alles zusammenhält. Um dies zu erreichen, verwurzeln Sie die Sitzbeinhöcker mit dem Boden und lassen Ihren Scheitel nach oben in den Himmel wachsen.
- Richten Sie Ihren Blick geradeaus und fixieren Sie einen Gegenstand oder einen Punkt an der Wand. Konzentrieren Sie sich auf diesen Punkt und lassen Sie sich von nichts ablenken.
- Spüren Sie beide Körperhälften gleichmäßig ausgerichtet, gleichmäßig aktiv im Rücken, in den Armen, in den Beinen.

## Mein Rat

- Lassen Sie Ihren Atem weich, gelassen und kontinuierlich fließen.
- Wenn Ihre flachen Hände nicht bis zum Boden reichen, dann stellen Sie die Fingerspitzen auf, wie es in Bild 2 dargestellt ist.

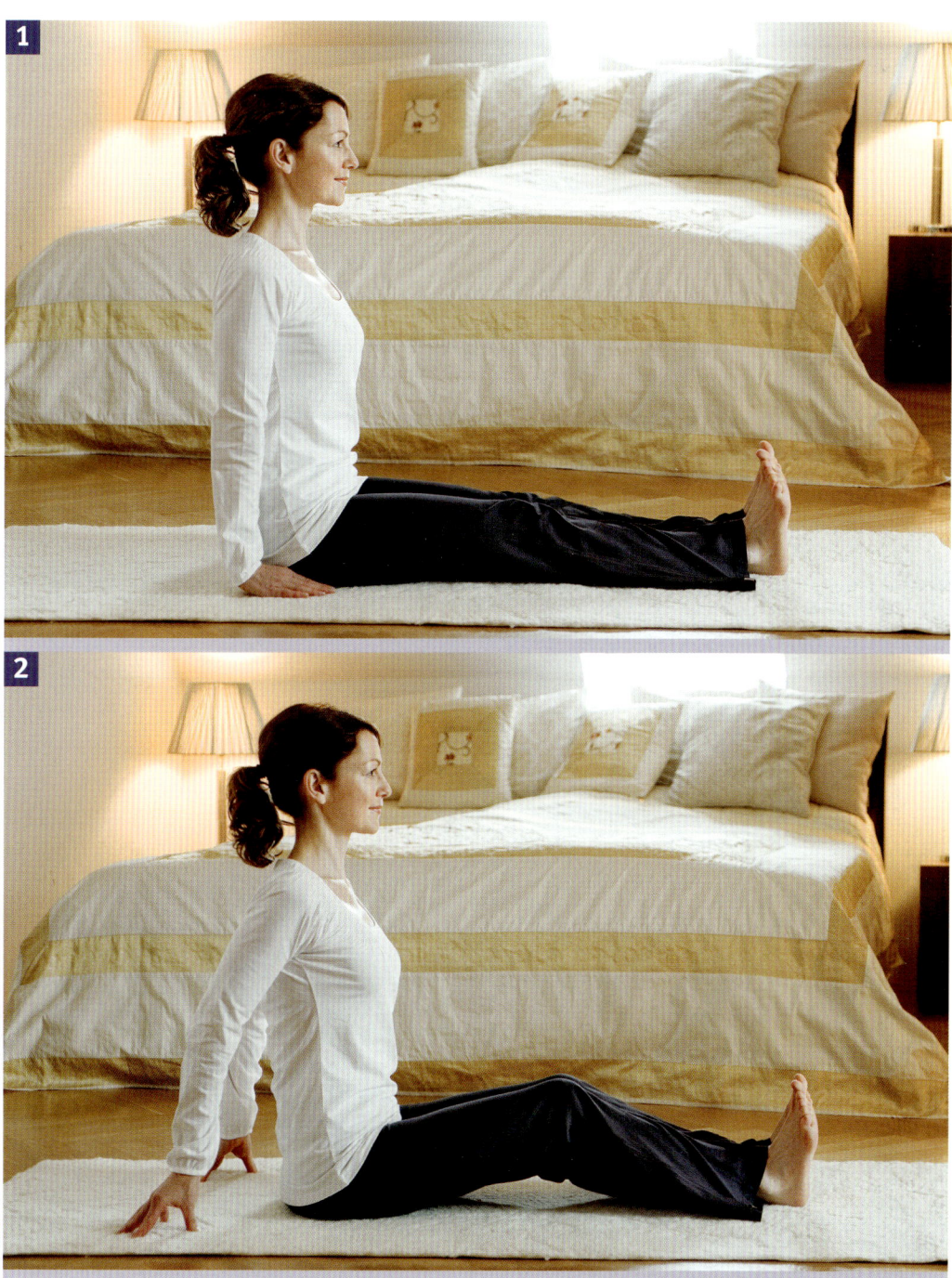

## Vorbeuge im Sitzen

Die Vorbeuge im Sitzen ist eine weitere wichtige Übung für Menschen mit Schlafstörungen. Wie auch bei der Schildkröte auf Seite 36 f. gelingt uns hierbei der Rückzug von der äußeren Welt hin zu unserer inneren sehr gut. Das vegetative Nervensystem lernt bei kontinuierlicher Praxis immer schneller auf einen beruhigenderen Modus umzuschalten. Und je ruhiger und stiller wir in unserer inneren Welt werden, desto leichter können wir ein- und durchschlafen.
Anatomisch betrachtet dehnen Sie die Rückseiten Ihrer Beine und der gesamte Rücken von der Lende bis zum Nacken erfährt eine wohltuende Entspannung.

**1** Stellen Sie einen Stuhl vor sich auf die Matte. Die Sitzfläche ist zu Ihnen gerichtet. Wenn Sie sitzen, sind beide Beine unter dem Stuhl. In der ersten Phase der Haltung verweilen Sie konzentriert einige Atemzüge im Stocksitz (Seite 32 f.). Hierzu stützen Sie die

Fingerspitzen gegen den Boden und weiten Ihren Brustkorb nach oben und zu den Seiten. Durch eine sehr bewusste und tiefe Brustkorbatmung erfährt die Vorderseite Ihres Rumpfes nun eine angenehme Öffnung. Schließen Sie die Augen und genießen Sie diese Dehnung drei bis vier Atemzüge.

**2** Mit dem nächsten Ausatmen beugen Sie Ihren Rumpf weich nach vorne und stützen sich in einer angenehmen Position auf die Sitzfläche des Stuhls. Hierbei wird die Rückseite des Rumpfes weit und die Wirbelsäule erfährt eine leichte Dehnung. Der Rücken ist jetzt offen und bereit, Ihren ruhigen und rhythmischen Atem zu empfangen.

### Schöne Ideen
- Stellen Sie sich vor, dass sich der Atem über die ganze Länge und Breite Ihres Rückens ausbreite. Lassen Sie hierbei den Bauch möglichst entspannt.
- Das Ausatmen macht den Körper frei und jedwede Anspannung entweicht. Wenn Sie sich vollkommen auf dieses Entweichen konzentrieren, kommt auch Ihr Geist zur Ruhe. Denn auch Gedanken der Vergangenheit oder Zukunft können jetzt weiterziehen, ohne von Ihnen festgehalten zu werden. Mit jedem Atemzug kommen Sie mehr im Jetzt an.
- Ziehen Sie sich vollkommen von der Außenwelt zurück. Lauschen Sie nur Ihrem Atem. Spüren Sie ausschließlich Ihren Körper. Atem, Geist und Körper haben nun Gelegenheit, miteinander zu verschmelzen.

## Mein Rat

- Wenn es anfangs zu sehr in den Kniekehlen zieht, winkeln Sie die Kniegelenke leicht an.
- Versuchen Sie insgesamt sehr wenig Kraft in die Haltung zu investieren. Lassen Sie sich treiben. Haben Sie keine Eile. Dieser Moment nimmt Sie sicher in die richtige Richtung mit.

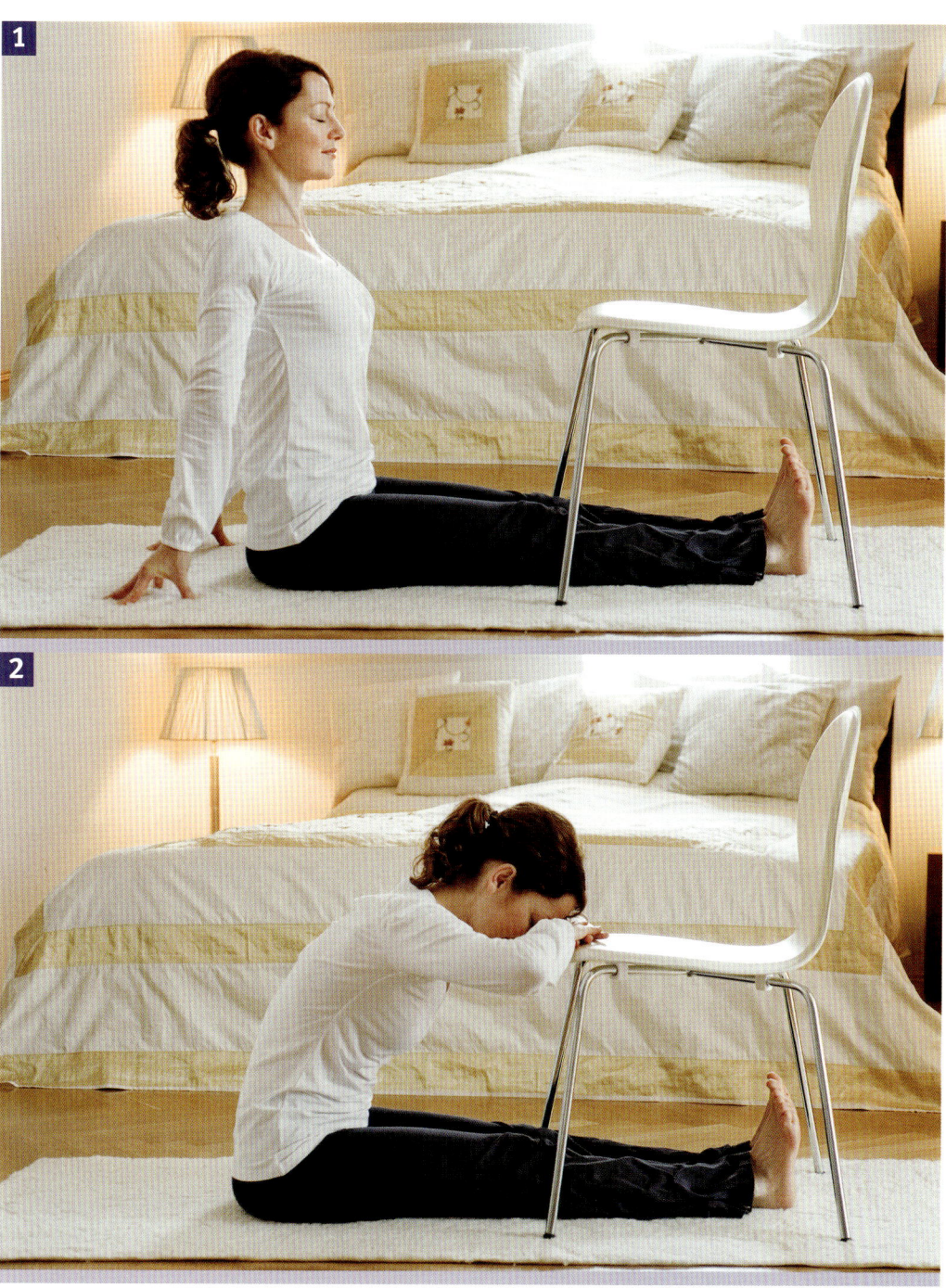

## Die Schildkröte

Kurmasana, wie man die Haltung der Schildkröte im Yoga nennt, ist eine weitere Übung der Kategorie Vorbeugen.
Im Allgemeinen bezeichnet man die vorbeugenden Haltungen im Yoga als »introvertierte« Asanas. Die Schildkröte, die sich vollkommen in ihre schützende Panzerschicht zurückziehen kann, ist das Sinnbild des Sichzurückziehens von der Umwelt.
Kurmasana ist damit eine der besten Übungen, um seine Sinne zu beruhigen und sich von der schnellen, hektischen und lauten Umgebung zu distanzieren. Der Weg führt in das eigene Innere, wo nur noch Stille herrscht und die materiellen Dinge des Lebens an Bedeutung verlieren. Hier finden wir letztendlich entspannende Ruhe, absolute Zufriedenheit und wahres Glück.
Ich möchte Ihnen zwei Ausführungsmöglichkeiten vorstellen.

**1**  Sie sitzen mit gegrätschten Beinen auf Ihrer Yogamatte. Winkeln Sie Ihre Beine an und führen Sie die Fußsohlen aneinander. Lassen Sie Ihre Knie möglichst weich zu den Seiten sinken.
Schieben Sie anschließend Ihre Arme von innen nach außen durch die Beine und legen Sie die Hände an die Füße. Der Oberkörper ist nach vorne geneigt und absolut entspannt.
Variieren Sie mit der Beinstreckung. Sie sollten eine bequeme Position finden, bei der es Ihnen möglich ist, Arme, Rumpf und Kopf möglichst spannungsfrei zu positionieren.

**2**  Für die zweite Übungsmöglichkeit benötigen Sie einige Decken oder ein Yoga-Polster. Sie sitzen in der Grätsche.
Winkeln Sie die Beine an und legen Sie die Fußsohlen aneinander. Die Knie sinken locker zu den Seiten. Lehnen Sie sich dann nach vorne und bringen Sie Kopf und Arme in eine angenehme Position.

Für die entspannende Wirkung ist es unerheblich, welche Ausführung von beiden Sie wählen. Das Wichtigste ist Ihr persönliches positives Empfinden. Verweilen Sie einige Atemzüge lang in einer der beiden Stellungen.

Zum Auflösen der Haltung drücken Sie sich mithilfe von beiden Händen nach oben zurück in den Sitz.

### Schöne Ideen

- Atmen Sie gleichmäßig und ruhig. Lassen Sie den Atem tief in den Rücken fließen. Beim Einatmen spüren Sie, wie sich der Rücken ausdehnt. Das Ausatmen dient dem vollkommenen Loslassen und dem Hineinsinken in diese Vorbeuge.
- Mit jedem Ausatmen spüren Sie mehr und mehr Entspannung. Alle Muskeln des Rückens, der Hüfte und der Beine lösen sich.
- Schließen Sie Ihre Augen. Dann fällt es leichter, sich wirklich vollkommen auf sich selbst zu konzentrieren.
- Sie haben kein bestimmtes Ziel. Sie müssen nirgends ankommen. Geben Sie sich vollkommen diesem Augenblick hin und lassen Sie sich treiben, jetzt, in diesem Moment.

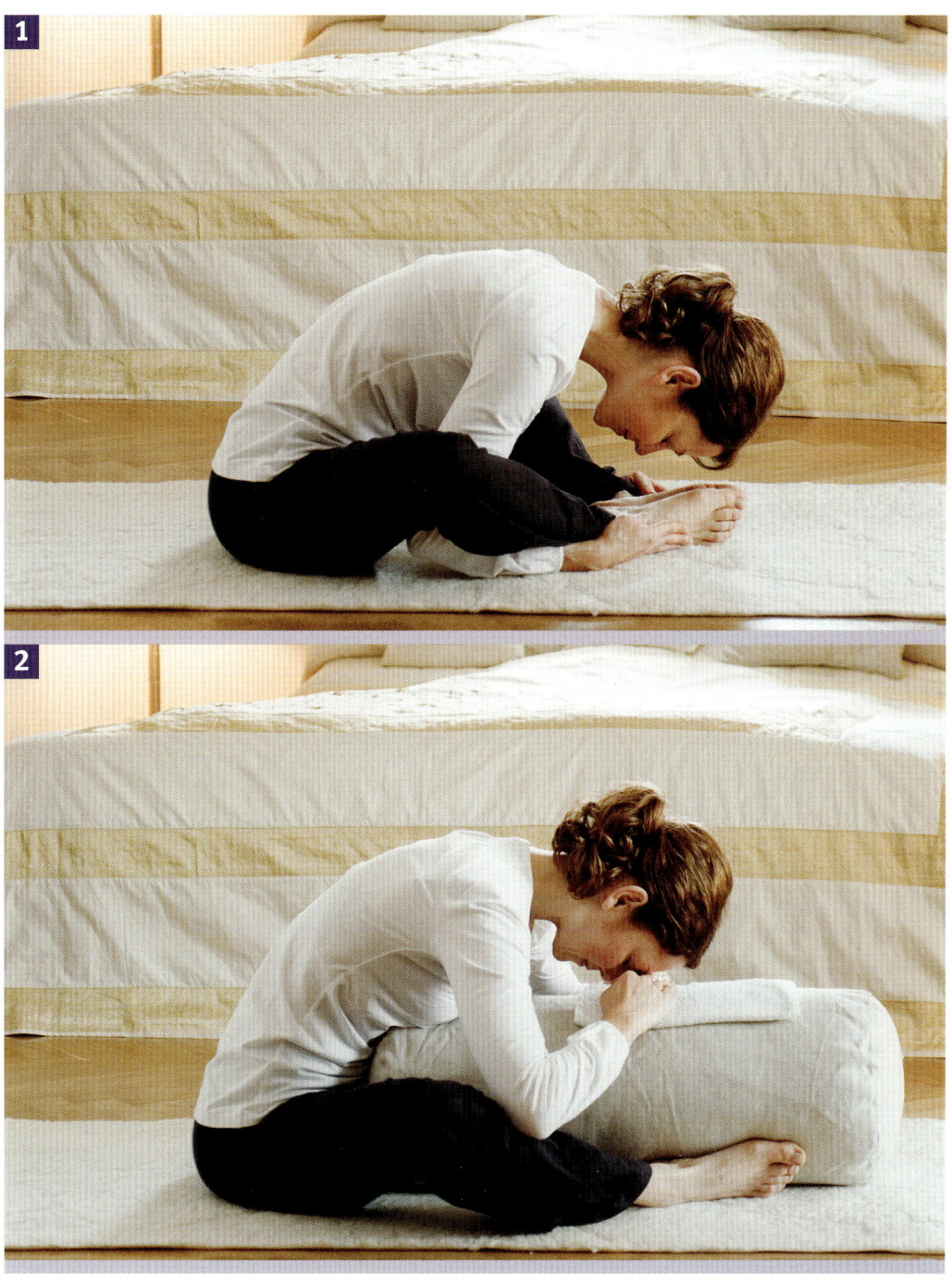

## Nach unten blickender Hund

Diese Haltung trägt gleichermaßen Aktivität und Entspannung in sich. Sie ist eine echte Allround-Übung und hilft bei vielen Beschwerden. Außerdem ist sie Bestandteil des Sonnengrußes, den ich Ihnen auf den Seiten 56 bis 59 vorstellen werde.
Im »Nach unten blickender Hund« sind Kraft und Dehnung in idealer Weise miteinander vereint. Mit den Armen stemmen wir den Boden weg, der Rücken wird gestreckt, die Beine werden auf der gesamten Rückseite angenehm gedehnt. Auch der Atem wird positiv beeinflusst, er wird tief und ruhig.

Üben Sie diese Haltung regelmäßig und von Mal zu Mal etwas länger. Im Laufe der Zeit entwickeln Sie genügend Kraft in den Armen und im Schultergürtel, um auch den entspannenden Aspekt genießen zu können.

**1**  Kommen Sie in den Vierfüßler, Ihre Hände sind schulterbreit und Ihre Finger weit gespreizt. Stellen Sie die Zehenballen fest auf den Boden. Verankern Sie Ihre Hände im Boden, indem Sie fest in die Erde drücken. Mit dem Ausatmen schieben Sie Ihr Gesäß nach hinten und oben in den Himmel. Lassen Sie die Beine leicht gebeugt. Die Arme sind stark und werden lang, der Rücken streckt sich.

**2**  Sind Ihre Beinrückseiten genügend gedehnt, können Sie die Beine ganz durchstrecken und daran arbeiten, dass sich die Fersen in Richtung Boden nähern. Hierbei spüren Sie eine angenehme Dehnung bis in die Achillessehne.

Wählen Sie eine Variation aus und halten Sie diese einige Atemzüge bzw. so lange, bis Ihre Arme ermüden. Senken Sie anschließend die Knie zum Boden und verweilen Sie einen Moment in Yoga Mudra (S. 44 f.), bevor Sie Ihr Übungsprogramm fortsetzen.

## *Mein Rat*

- Nacken- und Halsmuskulatur können besser entspannen, wenn die Stirn auf einer Erhöhung abgelegt wird. Diese Idee ist bei Übung 2 dargestellt.
- Üben Sie am besten barfuß auf einer rutschfesten Matte, damit Sie einen guten Halt haben.
- Wenn Sie das Gefühl haben, mit den Händen wegzurutschen, experimentieren Sie ein wenig mit dem Abstand von den Händen zu den Füßen.

### Schöne Ideen
- Stellen Sie sich einen Hund vor, der sich genüsslich streckt und die Wirbelsäule in die Länge dehnt.
- Versuchen Sie, Ihren Bauch ein wenig mehr in Richtung der Oberschenkel zu bewegen. Der Brustkorb hängt etwas durch und die Schultern erfahren eine intensive Dehnung.
- Jedes Ausatmen dient dem körperlichen und mentalen Hineinversinken in diese Übung.

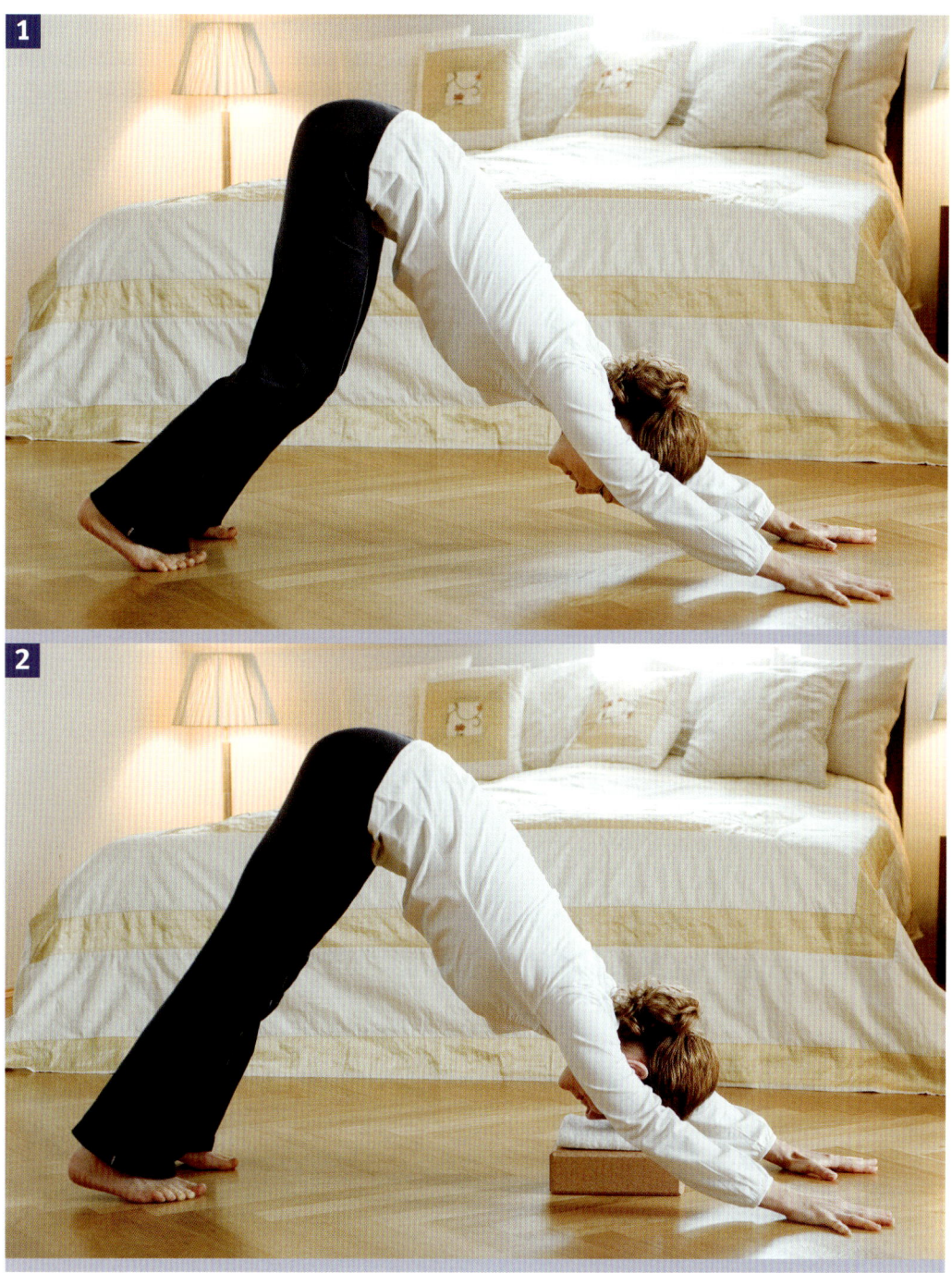

## Die Schulterbrücke

Für die Übung »Schulterbrücke« gibt es etliche Ausführungsmöglichkeiten. Je nach Variation kann Sie wach machend, energetisierend oder entspannend sein. Die Wirkungen auf Körper, Geist und Atem sind vielfältig. Ich stelle Ihnen hier eine Form vor, die Sie beruhigen und den Schlaf fördern wird.

**1** Legen Sie sich auf den Rücken und stellen Sie Ihre Beine auf. Knie und Füße sind hüftbreit geöffnet. Ihre Arme liegen entspannt neben dem Körper. Drehen Sie die Handflächen nach oben.
Drücken Sie dann die Füße gegen den Boden, sodass der Beckenboden etwas kontrahiert. Die Fußaußenkanten sind ein wenig mehr belastet als die Innenkanten. Spüren Sie, wie hierbei der untere Rücken in den Boden hinein sinkt und sich das Schambein leicht anhebt. Nun heben Sie das Becken so weit an, bis Oberkörper und Oberschenkel eine schiefe Ebene bilden. Schultern und Arme sind immer noch entspannt, die Finger sind locker. Verweilen Sie so einige Atemzüge lang. Der Atem fließt ruhig.

**2** Zum Auflösen der Haltung heben Sie die Fersen an und beginnen Wirbel für Wirbel nach unten abzurollen, bis ganz am Ende das Steißbein in den Boden hineinsinkt. Nehmen Sie sich anschließend noch mehrere Atemzüge Zeit, um im Liegen nachzuspüren.

Danach eignet sich die Haltung »Knie an die Brust« von Seite 62 f. bestens, die Sie wie beschrieben als dynamische Übung, aber auch statisch, also ohne Bewegung, durchführen können.

### Mein Rat

- Wenn Sie auf einer etwas härteren Matratze schlafen, können Sie die Schulterbrücke auch im Bett üben. Bitte kein Kissen als Unterlage für den Kopf verwenden!
- Die Übung eignet sich auch als dynamische Variante. Gehen Sie hierzu wie beschrieben in die Haltung hinein. Dann senken Sie das Becken mit dem Ausatmen etwa 10 Zentimeter ab, mit dem Einatmen wieder heben. Führen Sie diese Bewegung sehr langsam und in Harmonie mit Ihrem Atem durch. Wiederholen Sie dies etwa 10-mal.

### Schöne Ideen

- Atmen Sie ruhig und dennoch tief. Legen Sie besonderen Wert auf einen verlängerten Ausatem.
- Sie spüren und genießen, wie der Nacken- und Schulterbereich in den Boden schmilzt und entspannen kann.
- Tagsüber oder am frühen Abend eignet sich die energetisierende Variante (ohne Abb.). Hierzu heben Sie Ihr Becken höher, führen beide Schultern weit hinter den Rücken und verzahnen die Finger miteinander. Die Arme sind aktiv und lang gestreckt, das Brustbein zum Kinn gezogen.

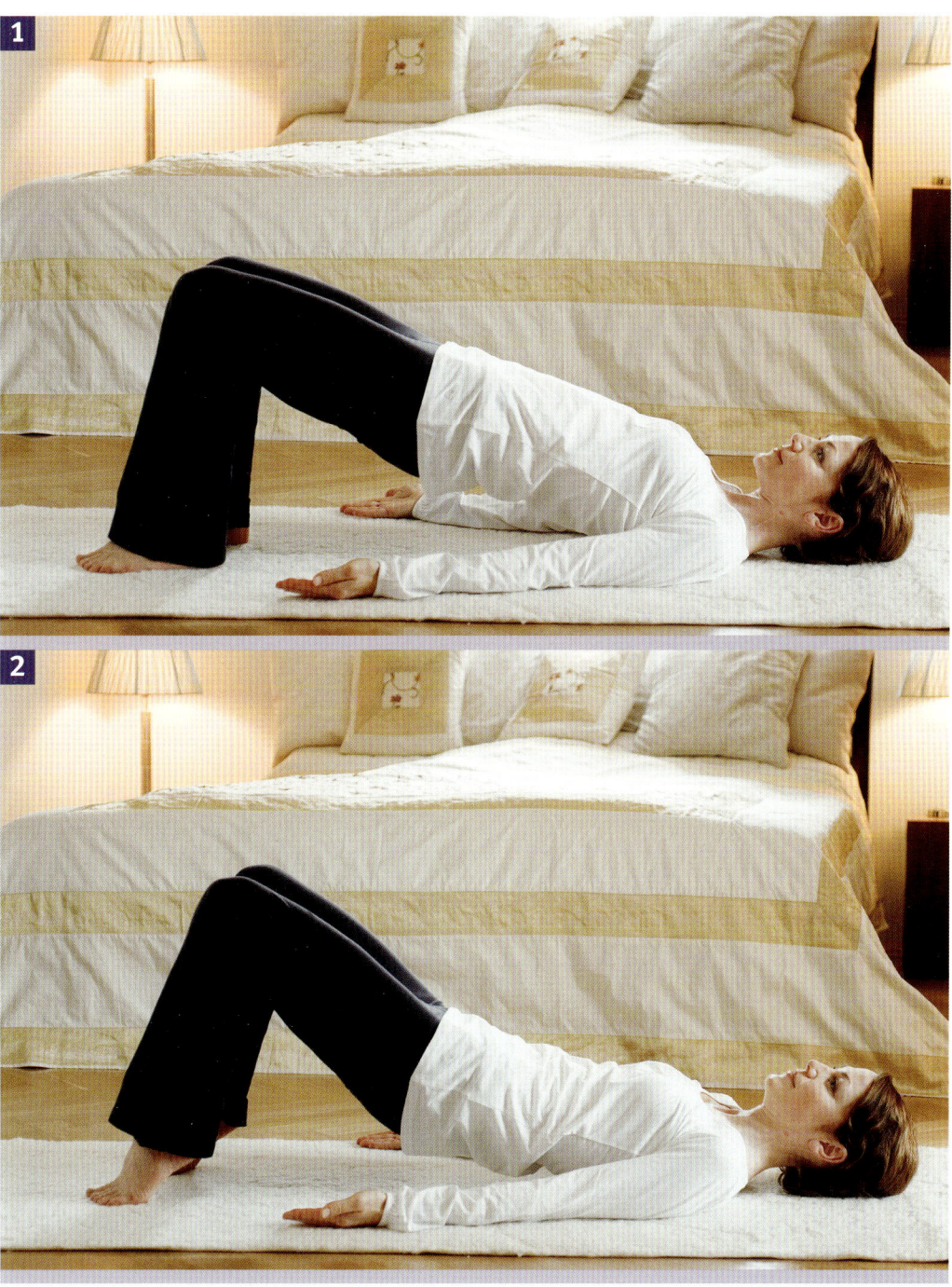

## Das Krokodil

Auch die Krokodilhaltung gibt es in etlichen Variationen. Alle haben sie gemein, dass der Schultergürtel fixiert und das Becken auf eine Seite gedreht wird. Zum Thema Schlaf-Yoga eignen sich am besten die passiven Varianten, bei denen uns allein die Schwerkraft in einer Position hält. Wir selbst können absolut inaktiv sein und das Verweilen in der Haltung mit allen Sinnen genießen.
Krokodilhaltungen haben besondere Wirkung auf unseren Oberkörper. Die Wirbelsäule wird mobilisiert und eventuell schief stehende Wirbel finden wieder ihre Position. Manchmal hört man dies an einem leichten Knacksen, wenn man in die Drehbewegung hineingeht. Der Brustkorb wird angenehm gedehnt und die Atmung erfährt eine völlig neue Ausbreitung.

**1** Für die erste Variation benötigen Sie ein dickes festes Kissen oder Ihre Bettdecke. Sie liegen auf dem Rücken und Ihre Beine sind aufgestellt. Versetzen Sie das Becken ein Stück nach rechts. Ihre Arme sind zu den Seiten hin ausgebreitet und liegen entspannt. Heben Sie nun ein Knie nach dem anderen an und legen Sie dann beide Beine angewinkelt nach links auf das Kissen oder die Decke. Nehmen Sie die Rotation im Oberkörper wahr. Spüren Sie Ihre gesamte Wirbelsäule. Bauch und Brustkorb erfahren eine angenehme Dehnung. Lassen Sie die Schultern vollkommen entspannt auf der Unterlage liegen.

**2** Die zweite Möglichkeit beschreibe ich Ihnen ohne Kissen, doch auch hier können Sie eines verwenden, um die Drehung weniger intensiv zu gestalten.
In Rückenlage stellen Sie die Beine auf und versetzen das Becken ein Stück nach rechts. Die Arme sind ausgebreitet, Schultern und Nacken weich und entspannt. Strecken Sie nun das linke Bein aus und dehnen Sie es von der Hüfte aus in die Länge. Heben Sie das rechte Knie zur Brust und legen Sie anschließend dieses Bein über das linke.
Die rechte Schulter sollte mit der Unterlage verbunden bleiben. Ist dies nicht der Fall, üben Sie mit einem Kissen, das Sie unter das rechte Knie platzieren.

### Schöne Ideen
- Lassen Sie beide Schultern im Boden versinken. Nutzen Sie wie immer den Ausatem zum Loslassen aller Muskeln und Gelenke. Jedes Ausatmen fördert die Entspannung.
- Bleiben Sie so lange in den Drehhaltungen, wie es Ihnen angenehm ist.

## Mein Rat

- Sie können diese Haltung sowohl im Bett als auch auf Ihrer Yogamatte üben.
- Wenn es Ihre Beweglichkeit erlaubt, üben Sie ohne Kissen bzw. Decke.
- Üben Sie stets beide Seiten und möglichst gleich lang.
- Bei Schmerzen im unteren Rücken nicht oder sehr reduziert üben.

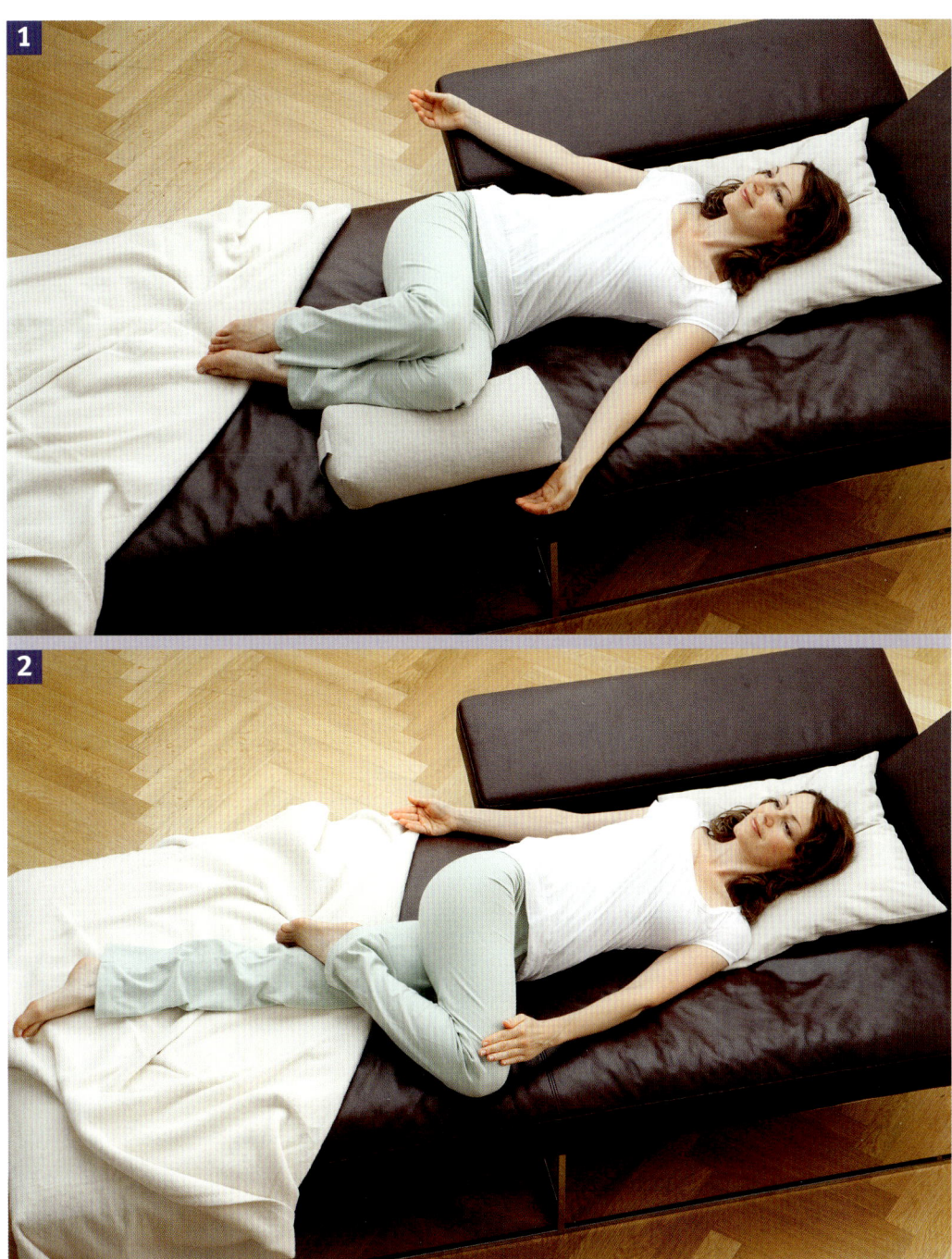

## Yoga Mudra

Die Kindeshaltung, wie Yoga Mudra oft bezeichnet wird, ist eine klassische Ruheposition, die häufig als Ausgleich nach anstrengenden Übungen praktiziert wird. Sie passt z. B. sehr gut im Anschluss an den »Nach unten blickender Hund« auf Seite 38 f.
Yoga Mudra kann man aber auch immer dann üben, wenn man ein besonderes Bedürfnis nach Stille und Geborgenheit hat. Die Haltung wirkt regenerierend und harmonisierend. Der Körper ist rein passiv und mit etwas Übung wird es Ihnen auf physischer und psychischer Ebene immer besser gelingen loszulassen.
Sie werden sofort merken, wie sich Ihr unterer Rücken entspannt und der Atem tief in die Rückseite des Rumpfes fließen kann.
Lassen Sie sich wie von selbst in Ihre eigene Mitte führen.
Ich möchte Ihnen zwei Ausführungsmöglichkeiten vorstellen.

**1** Kommen Sie in den Fersensitz und strecken Sie sich erst einmal genüsslich durch. Anschließend verweilen Sie einen Moment mit geschlossenen Augen und lassen Ihren Atem frei fließen.
Dann beugen Sie sich nach vorne, lassen Ihren Bauch auf die Oberschenkel sinken und legen die Stirn am Boden oder auf einem gerollten Handtuch ab. Legen Sie die Arme nach hinten und lassen Sie Ihre Schultern vollkommen entspannt.
Ist Ihnen diese Haltung in den Hüftgelenken unangenehm, dann öffnen Sie einfach ein wenig Ihre Knie.

**2** Im Fersensitz mit geöffneten Knien schieben Sie ein dickes Yogapolster oder mehrere gefaltete Decken nahe an Ihr Becken. In Bauchnähe kann der Deckenaufbau etwas höher sein. Bleiben Sie einen Moment mit geschlossenen Augen sitzen. Anschließend beugen Sie sich nach vorneüber und legen den Rumpf bequem auf den Decken ab. Lassen Sie sich vollkommen in die Decken hineinsinken. Der Kopf wird hierbei seitlich und die Arme werden nach vorne abgelegt. Nach etwa der Hälfte der Übungszeit drehen Sie Ihren Kopf auf die andere Seite.

Verweilen Sie mindestens eine Minute in dieser Position, je nach Befindlichkeit und individuellem Bedürfnis auch länger.
Zum Auflösen der Haltungen drücken Sie die Handflächen in Schulternähe gegen den Boden und unterstützen somit das Aufrichten des Oberkörpers.

### Schöne Ideen
- Lassen Sie Ihren Atem wie von selbst in die Weite des Rückens fließen. Spüren Sie die Ausdehnung des Atems. Beim Ausatmen lassen Sie alle Gedanken, Wünsche und Vorstellungen los und in den Boden abgleiten.
- Genießen Sie die Ruhe, die sich mehr und mehr in Ihnen und um Sie herum ausdehnt. Vergessen Sie Raum und Zeit.
- Die Armstellung kann bei beiden Übungen individuell verändert werden. Insgesamt soll eine Position entstehen, die für Ihren Nacken und Ihre Schultern angenehm ist.

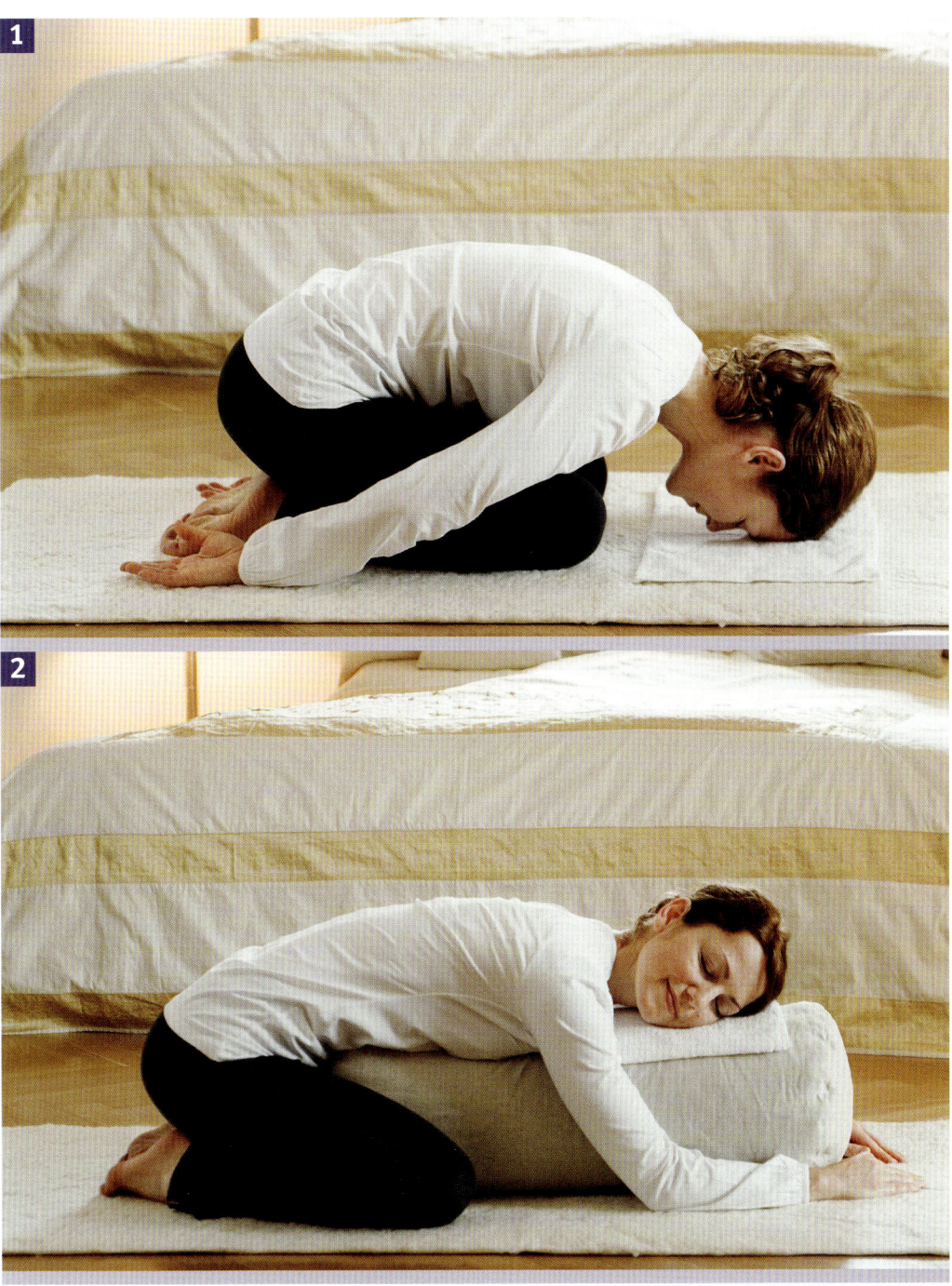

## Die kleine Kerze

Diese Haltung ist auch als »Schulterstand« bekannt. Ich übe mit Ihnen eine leichte und nicht zu anstrengende Variation, die Sie an das Ende einer kompletten Übungseinheit oder für sich alleine kurz vor dem Schlafengehen praktizieren können.

Bei einer Umkehrhaltung ist das Becken immer höher als das Herz, was zur Folge hat, dass der Blutrückfluss aus den Beinen erleichtert wird und das Herz eine Entlastung erfährt. Über diese Entlastung, kombiniert mit einer ruhig fließenden Bauchatmung, finden Sie schnell zu geistiger Stille und körperlicher Entspannung. Da der Schulterstand noch viele weitere positive Wirkungen hat, wird er gerne auch als »Königin der Asanas« bezeichnet. Legen Sie sich ein Meditationskissen oder mehrere gefaltete Decken bereit.

**1** Kommen Sie in die Rückenlage und stellen Sie die Beine auf. Drücken Sie Ihr Gesäß nach oben und schieben Sie die Unterlage unter Ihr Becken.
Senken Sie dann das Gesäß wieder nach unten. Legen Sie den Kopf entspannt ab und lassen Sie Ihren Nacken weich.

**2** Heben Sie anschließend ein Bein nach dem anderen angewinkelt an und strecken Sie dann beide Beine langsam nach oben in den Himmel. Lassen Sie Arme und Schultern vollkommen weich, die Handflächen sind nach oben gedreht, der Brustkorb ist entspannt.
Senden Sie Ihren Atem nun in die Bauchregion. Beim Einatmen wird sich die Bauchdecke leicht nach außen wölben, beim Ausatmen sinkt sie entspannt nach unten. Versuchen Sie, mindestens eine Minute in dieser Haltung zu verweilen.
Zum Verlassen der Haltung beugen Sie beide Beine und stellen eins nach dem anderen auf den Boden ab. Anschließend das Gesäß heben, die Unterlage entfernen und einen Moment im Liegen nachspüren.

**3** Ohne stützende Unterlage wird die Haltung ein wenig aktiver. Hierfür wieder in Rückenlage mit aufgestellten Beinen beginnen. Die Knie zur Brust ziehen und mit den Unterarmen so gegen den Boden drücken, dass sich das Gesäß abhebt. Gleich danach stützen Sie Ihre Hände gegen das Becken oder den unteren Rücken und strecken beide Beine nach oben. Je enger die Ellbogen sind, desto leichter fällt Ihnen das Stützen.

## *Mein Rat*

Um Ihre Konzentration für diesen Moment zu stabilisieren, schließen Sie entweder die Augen oder fixieren mit Ihrem Blick die großen Zehen.

### Schöne Ideen

- Lassen Sie den Atem in seiner Tiefe sich selbst entwickeln. Sie geben ihm lediglich seine Richtung in den Bauch.
- Genießen Sie diese Position genau jetzt, lassen Sie sich vollkommen darauf ein.

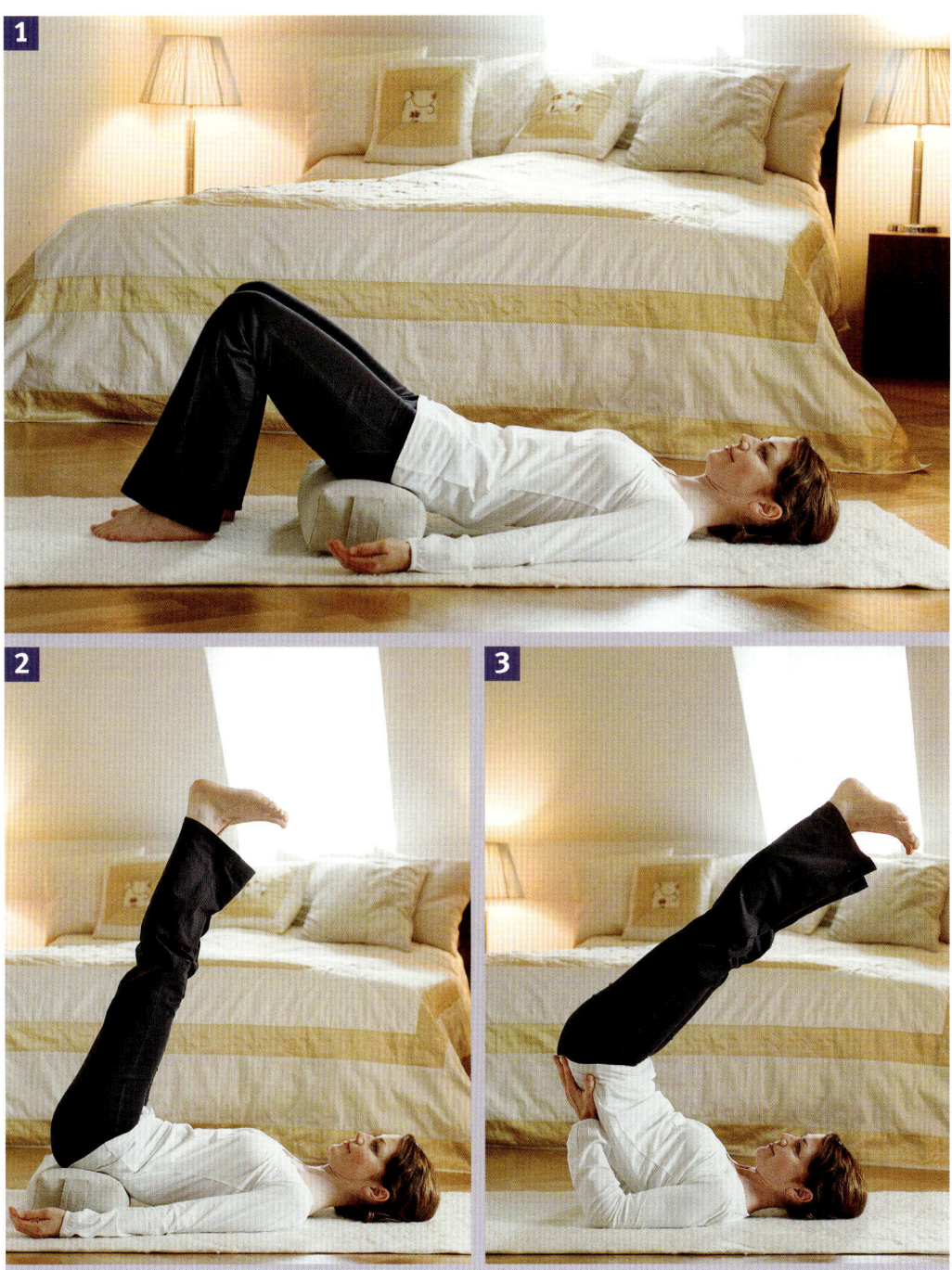

## Entspannungshaltung für die Beine

Wenn Sie einen geeigneten Platz an einer freien Wand haben, empfehle ich Ihnen diese wundervolle Übung zur Entspannung des Rückens und insbesondere zur Verbesserung des venösen Rückstroms aus den Beinen. Gerade wenn Sie tagsüber viel sitzen müssen, kann dies eine Wohltat sein und schweren, müden Beinen zu neuem Leben verhelfen. Diese Haltung wird vorzugsweise an das Ende einer Übungseinheit gelegt, eignet sich aber auch hervorragend für zwischendurch, wenn Sie merken, dass die Beine müde sind oder sich der Rücken nach Entlastung sehnt.

**1** Legen Sie Ihre Matte dicht an die Wand. Dann legen Sie sich seitlich und mit angezogenen Beinen so auf die Matte, dass Ihr Gesäß die Wand berührt. Nun können Sie sich problemlos auf den Rücken rollen und Ihr Gesäß liegt an der Wand an. Strecken Sie die Beine nach oben aus. Sollte die Dehnung in den Beinen zu stark sein, dann rutschen Sie einfach etwas weiter von Wand weg.

## Mein Rat

- Bei beiden Variationen kann eine gefaltete Decke unter dem Gesäß dem Rücken zusätzliche Entlastung bringen.
- Verweilen Sie in einer der Positionen mehrere Minuten. Zum Auflösen über die Seite rollen und nach oben zum Sitzen drücken.

Ihre Arme sollen bequem liegen. Entweder legen Sie die Hände auf den Bauch oder die Arme seitlich auf den Boden.

**2** Als Variation eignet sich die gegrätschte Position. Hierzu einfach die Beine so weit auseinandernehmen, bis Sie eine leichte Dehnung an den Innenseiten der Oberschenkel spüren. Es sollten keine Schmerzen im Rücken entstehen!
Auch hier entscheiden Sie sich wieder für eine bequeme Position der Arme.

### Schöne Ideen

- Lassen Sie Ihren Atem wieder vollkommen frei und rhythmisch fließen. Beobachten Sie, in welche Körperregion sich Ihr Atem ausbreitet.
- Beobachten Sie, wie sich Ihr Becken und die Bauchorgane entspannen.
- Genießen Sie diese Position und fühlen Sie, wie sich die Beine und Füße mehr und mehr entstauen.
- Probieren Sie auch einmal eine bewusste Atemlenkung. Hierzu legen Sie die Hände auf den unteren Bauch. Versuchen Sie nun den Einatem in die Hände zu senden. Der Bauch wird sich sanft nach oben wölben. Das Ausatmen wird durch das leichte Gewicht der Hände unterstützt. Der Bauch sinkt nach innen. Atmen Sie ohne Kraft, lassen Sie vielmehr den Atem in seiner eigenen Geschwindigkeit kommen und gehen. Sie geben ihm nur eine bestimmte Richtung, nämlich bewusst in die Bauch-Becken-Region.

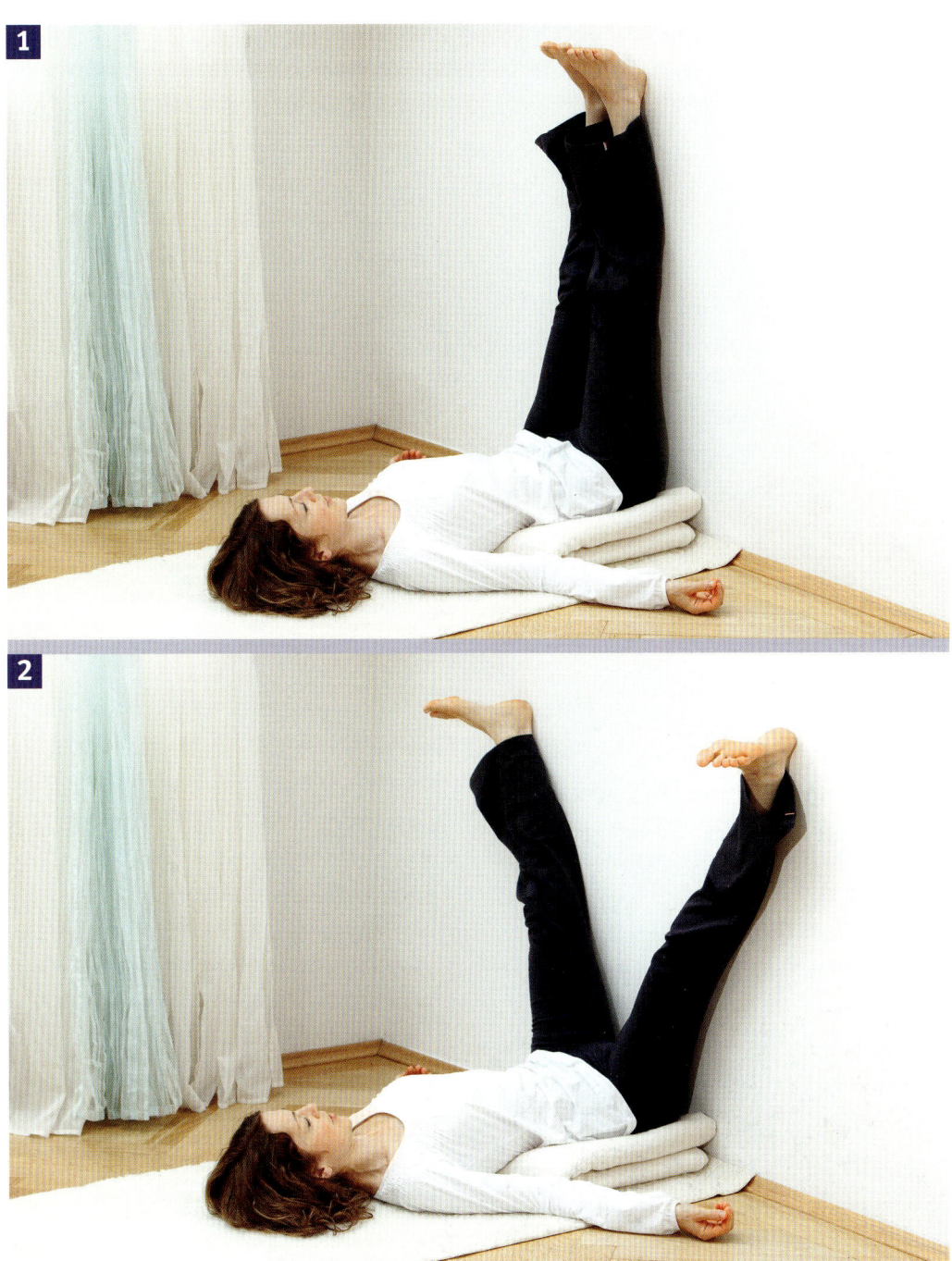

## Ruhehaltung mit Rückenkissen

Diese Ruhehaltung ist für viele Menschen eine besondere Wohltat, weil sie das Gefühl eines freien, tiefen Atems und innerer Weite vermittelt. Außerdem entspannt diese Übung den oberen Abschnitt der Wirbelsäule und die Schultern.

Ich möchte Ihnen zwei Möglichkeiten vorstellen, die sich hinsichtlich der Beinposition unterscheiden. Bei der ersten Übung befinden sich die Beine im sogenannten geschlossenen Winkel, der dazu führt, dass die Innenseiten der Oberschenkel gedehnt werden. Im zweiten Beispiel sind die Beine ausgestreckt und liegen entspannt am Boden.

Für beide Übungen benötigen Sie ein dickes Yogapolster oder eine feste Decke und ein Kissen. Experimentieren Sie ein wenig mit den Dingen, die Sie zu Hause haben. Wichtig ist, dass Sie komfortabel liegen können.

**1** Richten Sie sich Ihre Unterlage sorgfältig zurecht. Setzen Sie sich so auf den Boden, dass sich die Polsterung hinter Ihrem Becken

befindet. Winkeln Sie die Beine an, lassen Sie Ihre Knie sanft nach außen sinken, legen Sie die Fußsohlen aneinander. Holen Sie die Fersen möglichst nahe an Ihr Becken heran. Nun legen Sie sich langsam rücklings auf Ihre Unterlage. Platzieren Sie den Kopf etwas höher als den Rumpf. Lassen Sie die Arme seitlich locker nach unten auf den Boden gleiten. Die Handflächen zeigen nach oben. Verweilen Sie so einige Minuten, während Sie tief und ruhig atmen. Mit jedem Ausatmen lassen Sie sich mehr und mehr in die Polster hineinsinken.

**2** Sollte die erste Möglichkeit im unteren Rücken oder an den Innenseiten der Oberschenkel unbehaglich sein, dann strecken Sie einfach die Beine lang aus. Entspannen Sie Ihre Hüften, lösen Sie alle Muskelspannung in den Beinen und lassen Sie die Füße weich nach außen kippen.

### Schöne Ideen
- Üben Sie mit geschlossenen Augen und spüren Sie Ihr Gesicht weich wie bei einem Engel.
- Genießen Sie die Weite im Brustkorb und beobachten Sie genau, wohin Ihr Atem fließt, wohin er sich ausbreitet.
- Lassen Sie jeden Atemzug wie von alleine kommen und gehen. Nach dem Ausatmen beobachten Sie auch die kleine Pause, die vor dem nächsten Einatmen entsteht.
- Das Ausatmen dient immer dem Loslassen. Spüren Sie, wie Ihr Rücken und die bequeme Unterlage förmlich verschmelzen wollen.

## Mein Rat

- Wenn die Dehnung an den Innenseiten der Oberschenkel zu stark ist, können Sie – wie in der Abbildung gezeigt – die Knie mit Decken, Kissen oder Yogablöcken erhöhen.
- Kombinieren Sie beide Übungen, indem Sie zuerst die Beine angewinkelt lassen und nach einiger Zeit ausstrecken.

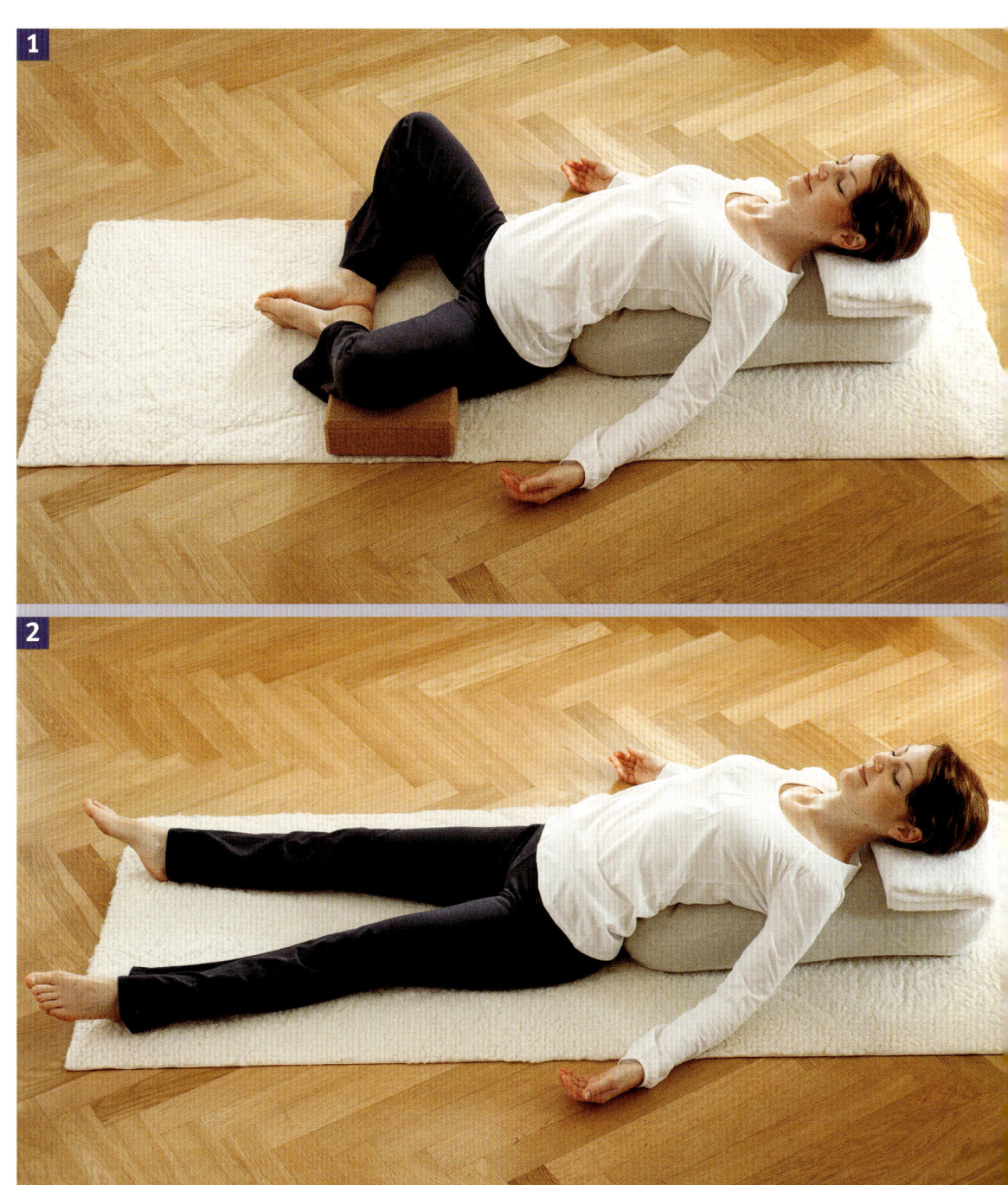

## Rückenentlastung im Liegen

Diese Haltung ist eine der besten passiven Übungen, um dem Rücken – vor allem dem unteren – eine wunderbare Entlastung und Entspannung zukommen zu lassen. Durch mangelnde Alltagsbewegung, stundenlanges Sitzen im Beruf oder immer wiederkehrende einseitige Belastungen können unangenehme Schmerzen im Rücken auftauchen, die uns nicht nur am Tage belasten, sondern auch einen tiefen und ruhigen Schlaf stören können. Wir wachen häufiger auf und versuchen durch permanenten Wechsel der Schlafposition dem Schmerz auszuweichen.
Die Rückenentlastung im Liegen gleicht der Übung »Ruhehaltung in Rückenlage« von Seite 54 f., mit dem Unterschied, dass die Beine in eine hoch gelagerte Stufenposition gebracht werden. Die gesamte Rückenmuskulatur erfährt eine wunderbare Entspannung, das Nervensystem beruhigt sich und mental führen wir uns in unsere eigene Mitte.

**1** In Rückenlage winkeln Sie die Beine an und legen sie auf einen Stuhl ab. Entspannen Sie Ihre Hüftgelenke, Ihre Oberschenkel, Ihre Knie, Ihre Füße. Die Arme ruhen neben dem Rumpf, die Handflächen sind nach oben gedreht. Lassen Sie Ihre Schultern und Arme ganz locker. Erhöhen Sie den Kopf mit einer Decke, wenn Ihnen dies angenehmer ist. Atmen Sie ruhig, weich und beobachten Sie, wohin Ihr Einatem fließt. Dehnt sich mehr der Bauch oder der Brustkorb aus?
Stellen Sie sich vor, wie Ihr Rücken bei jedem Ausatmen mehr und mehr im Boden versinkt. Lassen Sie alle Anspannung des Rückens los.

**2** Möchten Sie diese Übung lieber im Bett durchführen? Dann verwenden Sie am besten ein sogenanntes Würfelkissen.

## Mein Rat

- Sie können diese Haltung jederzeit durchführen. Sie eignet sich für alle Phasen des Tages und insbesondere dann, wenn Sie Überlastungserscheinungen im Rücken wahrnehmen. Sie können einfach nur liegen und Ihren Fokus auf die Entspannung im Rücken legen, eine Atemübung durchführen oder diese Haltung als Variation für die »Ruhehaltung in Rückenlage« verwenden.
- Versuchen Sie diese Übung auch nach einem Übungsprogramm oder kurz vor dem Einschlafen.

## Schöne Ideen

- Wenn Sie in einem bestimmten Bereich des Rückens oder des Nackens Probleme haben, dann konzentrieren Sie sich besonders auf diese Region. Lassen Sie den Ausatem durch diese Stelle hindurchfließen. Lassen Sie alle Spannung vom Ausatem mitnehmen und in den Boden abfließen.
- Wenn Sie merken, dass Ihre Gedanken abschweifen, kommen Sie ohne Hektik wieder zum Moment des bewussten Spürens zurück.

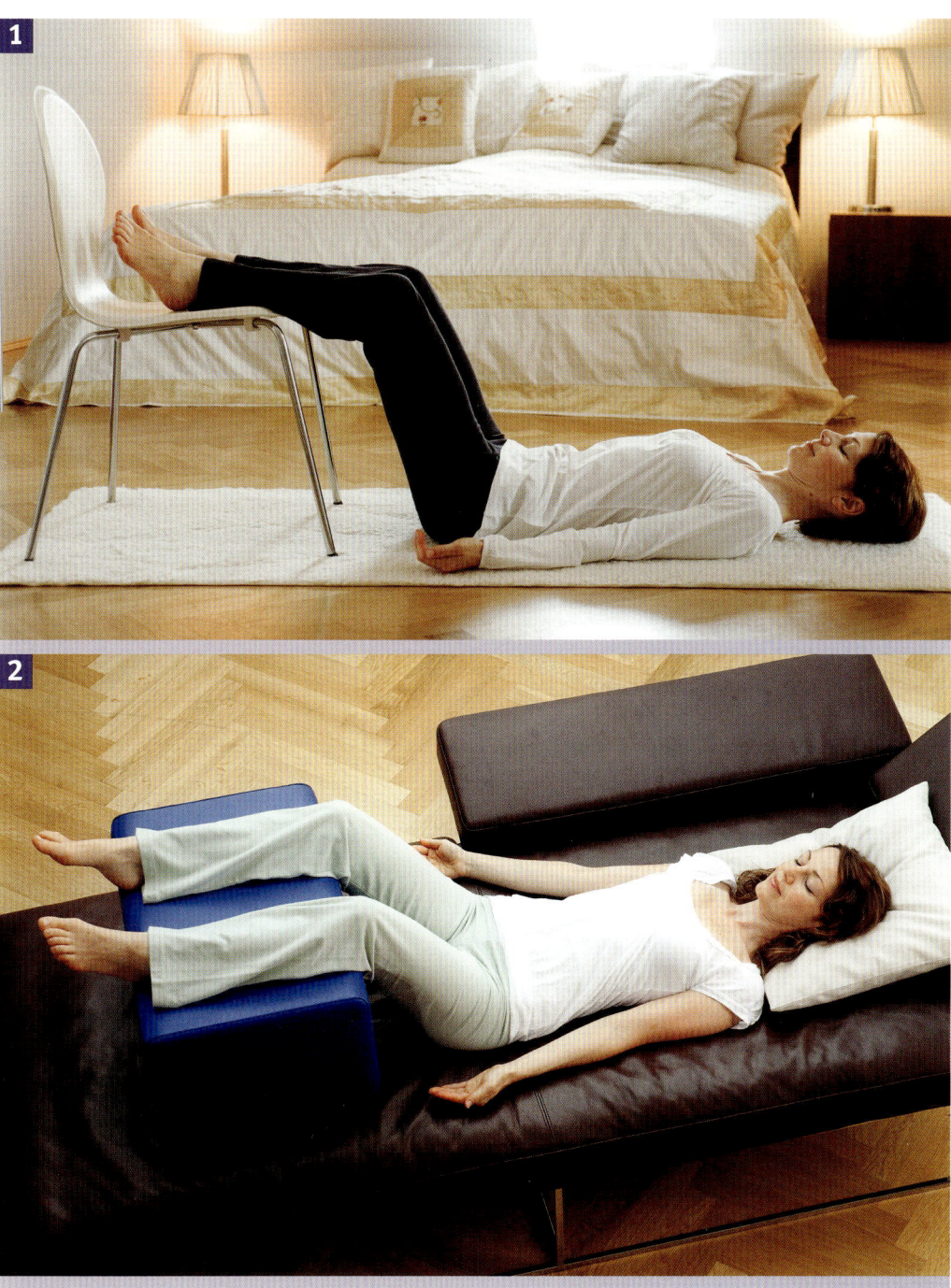

## Ruhehaltung in Rückenlage

Shavasana, wie diese Übung im Yoga genannt wird, bedeutet übersetzt Totenstellung. Sie hat ihren Namen daher, weil der Körper in dieser Haltung reglos in sich ruht. Der Atem fließt ohne unser Zutun wie von selbst und der Geist ist vollkommen still, aber dennoch wach und aufmerksam für diesen wunderbaren Moment. Diese Ruhehaltung eignet sich für viele Gelegenheiten. In einem Übungsprogramm legt man sie vorzugsweise an den Anfang oder an das Ende. Genauso kann man in Shavasana beruhigende Atemübungen praktizieren oder eine Entspannung im Liegen genießen.

**1** Legen Sie sich im Bett oder auf einer Übungsmatte flach auf den Rücken. Ihre Beine sind ausgestreckt und leicht geöffnet. Lassen Sie Ihre Hüftgelenke vollkommen locker, sodass die Füße sanft nach außen fallen. Die Arme liegen entspannt neben Ihrem Rumpf. Die Handflächen zeigen traditionell nach oben. Wenn es Ihnen angenehmer ist, können Sie sie aber auch nach unten drehen. Wenn Sie wirklich bequem liegen, dann schließen Sie mit dem Ausatmen die Augen und lassen die Lider wie zwei leichte Federn auf Ihren Augäpfeln ruhen.

Nun legen Sie Ihre Konzentration vollends auf den Atem. Lassen Sie ihn völlig kraft- und schwerelos durch Ihren Körper fließen. Sanft hebt und senkt sich Ihr Bauch. Jedes Ausatmen dient dem Los- und Fallenlassen des Körpers und aller Gedanken.

**2** Als Variation möchte ich Ihnen die »geschlossene« Ruhehaltung in Rückenlage vorstellen. Sie eignet sich hervorragend dazu, nachts leichter wieder einzuschlafen, wenn Sie aufgewacht sind.

Legen Sie sich flach auf den Rücken, eine Hand auf dem Bauch, die andere auf dem Brustkorb. Beide Ellbogen liegen entspannt auf der Unterlage auf. Die Beine überkreuzen. Schließen Sie Ihre Augen und konzentrieren Sie sich auf Ihren Atem, der in Ihre Hände hineinströmt.

### Schöne Ideen
- Endlich haben Sie die Möglichkeit, nichts zu tun – einfach nur zu sein.
- Alle Gedanken ziehen vorüber wie die Wolken am Himmel. Sie halten an nichts fest.
- Leistungsdruck, Ehrgeiz und Perfektionismus verlieren an Präsenz und sind ohne Bedeutung.

## Mein Rat

- Es kann angenehmer sein, wenn Sie Ihren Kopf mit einer Unterlage leicht erhöhen.
- Möglicherweise verursacht das Nichtstun in dieser Haltung leichte Nervosität. Lassen Sie sich Zeit. Zwingen Sie sich zu nichts und beenden Sie die Übung, wenn Sie zu unruhig werden. Durch kontinuierliches Üben gewöhnen Sie sich schnell daran und Sie können immer länger in Shavasana verweilen und tiefe Entspannung genießen.

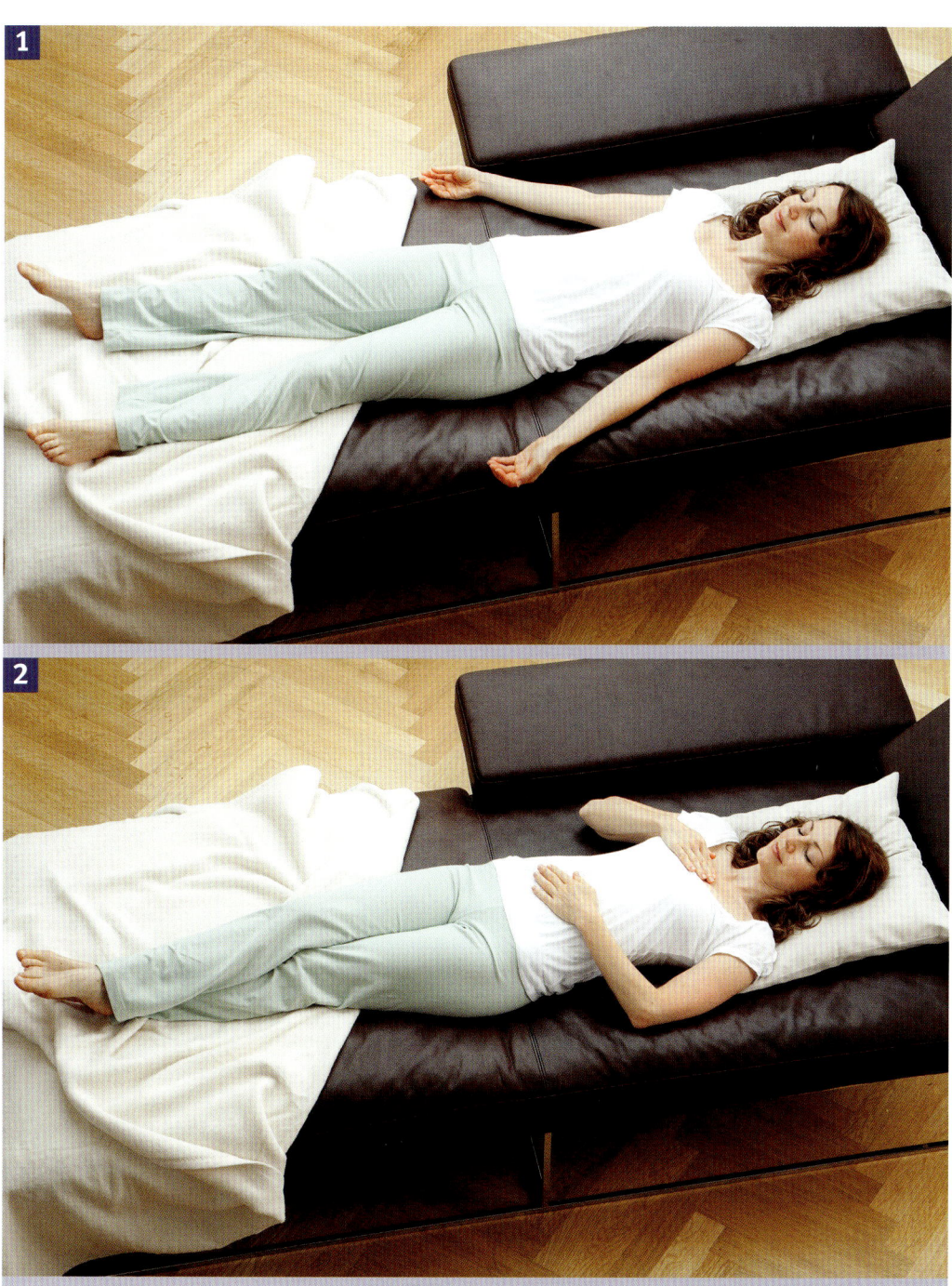

## Der Sonnengruß

Surya Namaskar, wie der Sonnengruß im Yoga genannt wird, ist eine Abfolge von verschiedenen Haltungen, die den gesamten Körper wohltuend beeinflussen.

Die Haltungen werden hierbei dynamisch, also im Bewegungsfluss, aneinandergereiht und mit einem harmonischen Atemrhythmus kombiniert (siehe Abbildungen Seite 58/59).

### Fließende Ganzkörperbewegung

Im Bereich des Schlaf-Yoga ist er eine wichtige Komponente, um dem ganzen Körper mindestens einmal täglich gezielt Bewegung zu verschaffen.

Wie Sie bereits wissen, ist ausreichend Bewegung enorm wichtig, um den Organismus zu fordern und ihn gesund zu erhalten. Die Anregung und das aktive Trainieren des Herz-Kreislauf-Systems sind für Menschen mit Schlafstörungen eine wesentliche Komponente, um abends auch körperlich müde zu sein und einen erholsamen Schlaf zu finden. Im Bereich des Hatha-Yoga ist der Sonnengruß hierfür bestens geeignet.

### Der passende Tageseinstieg

Das abwechselnde Beugen und Strecken des Körpers weckt erschlaffte Bereiche und führt zu tiefer, energetisierender Atmung. Nach ein paar Durchgängen fühlt man sich wach und frisch. Deshalb sollte der Sonnengruß vorsichtshalber nicht am Abend geübt werden, da er sonst die Einschlafphase stören könnte.

Am besten und auch traditionellerweise übt man ihn am frühen Morgen nach dem Bad und vor dem Frühstück.

Die alten Yogis waren der Meinung, dass diese Bewegungsabfolge den gesamten Tagesablauf positiv beeinflusse. Versuchen Sie es am besten selbst und erleben Sie einen völlig neuen Tagesstart.

### Hinweise zur Durchführung

Die einzelnen Stellungen sollen ruhig und dennoch fließend ausgeführt werden. Vermeiden Sie zu schnelle, ruckartige Bewegungen, Unterbrechungen oder Tempowechsel.

Sie müssen Ihren eigenen Rhythmus finden, Atem und Bewegung harmonisch miteinander abzustimmen. Dafür sollten Sie sich Zeit nehmen.

Es ist sinnvoll, wenn man sich beim Einüben der Bewegungsfolge zuerst auf die körperlichen Haltungen und deren Übergänge konzentriert. Ist man sich dessen sicher, fügt man den passenden Atem hinzu.

### Wann und wie oft soll man üben?

Als Yogaeinsteiger genügen zwei komplette Durchgänge. Ein Durchgang ist beendet, wenn Sie einmal mit dem rechten und einmal mit dem linken Bein begonnen haben. Wer fleißig übt, kann die Durchgänge nach Belieben erhöhen.

Wenn Sie morgens keinen passenden Rahmen zum Üben finden, dann verlegen Sie die Praxis am besten auf den Nachmittag, wenn Sie ein natürliches Leistungstief verspüren.

## Der Bewegungsablauf

**1** Zu Beginn stehen Sie in der Berghaltung, Hände vor dem Brustkorb sanft aneinandergelegt und Schultern entspannt. Bevor es losgeht, einige Male ruhig und tief atmen.

**2** Beine und Gesäß fest anspannen, mit dem Einatmen die Arme geöffnet weit nach oben in den Himmel strecken, Becken in seiner Position fixieren und dabei den Brustkorb aktiv nach oben anheben. Spüren Sie die Streckung der Rumpfvorderseite.

**3** Beim Ausatmen mit gebeugten Beinen den Rumpf nach vorne neigen.

**4** Ausgeatmet bleiben und mit dem rechten Bein einen langen Schritt nach hinten und das Knie am Boden ablegen. Das Becken weich nach vorne-unten sinken lassen.

**5** Mit einem tiefen Einatmen Rumpf heben und Arme lang nach oben strecken. Bauch und Brustkorb werden weit.

**6** Mit einem lang gezogenen Ausatmen in den »Nach unten blickenden Hund« bewegen. Man hat das Gefühl, als würde man den Boden mit den Armen wegdrücken.

**7** Als Übergang zur Bauchlage in die Brettposition kommen. Hierbei einatmen. Beine und Gesäß anspannen, Rücken gerade halten.

**8** Während dem Ausatmen zuerst die Knie und dann den Rest des Körpers am Boden ablegen. Die Handposition nicht verändern.

**9** Beim Einatmen den Rumpf mithilfe der Rückenkraft ein kleines Stück anheben. Schultern von den Ohren weg ziehen. Der Blick bleibt zum Boden gerichtet, damit der Nacken nicht überstreckt wird.

**10** Mit dem folgenden Ausatmen in den Vierfüßler und weiter fließend in die Hundposition drücken. Hände kraftvoll gegen den Boden stemmen.

**11** Ausgeatmet bleiben und mit dem rechten Bein einen weiten Schritt nach vorne. Becken weich sinken lassen. Sie spüren eine Dehnung in der rechten Leistengegend.

**12** Tief einatmen und dabei Rumpf heben und die zu einem »V« geöffneten Arme weit nach oben strecken. Finger aktiv spreizen und lang machen.

**13** Mit dem Ausatmen das linke Bein nach vorne holen.

**14** Beim Einatmen mit gebeugten Beinen und einem lang gestreckten Rücken in den Stand. Sie sehen hier ein Übergangsbild.

**15** Mit dem gleichen Einatmen die Arme lang nach oben in den Himmel strecken.

**16** Ein ruhiges Ausatmen beendet diesen Durchgang. Die Arme in die Startposition zurück.

Beginnen Sie nun die gleiche Abfolge spiegelverkehrt mit dem linken Bein.

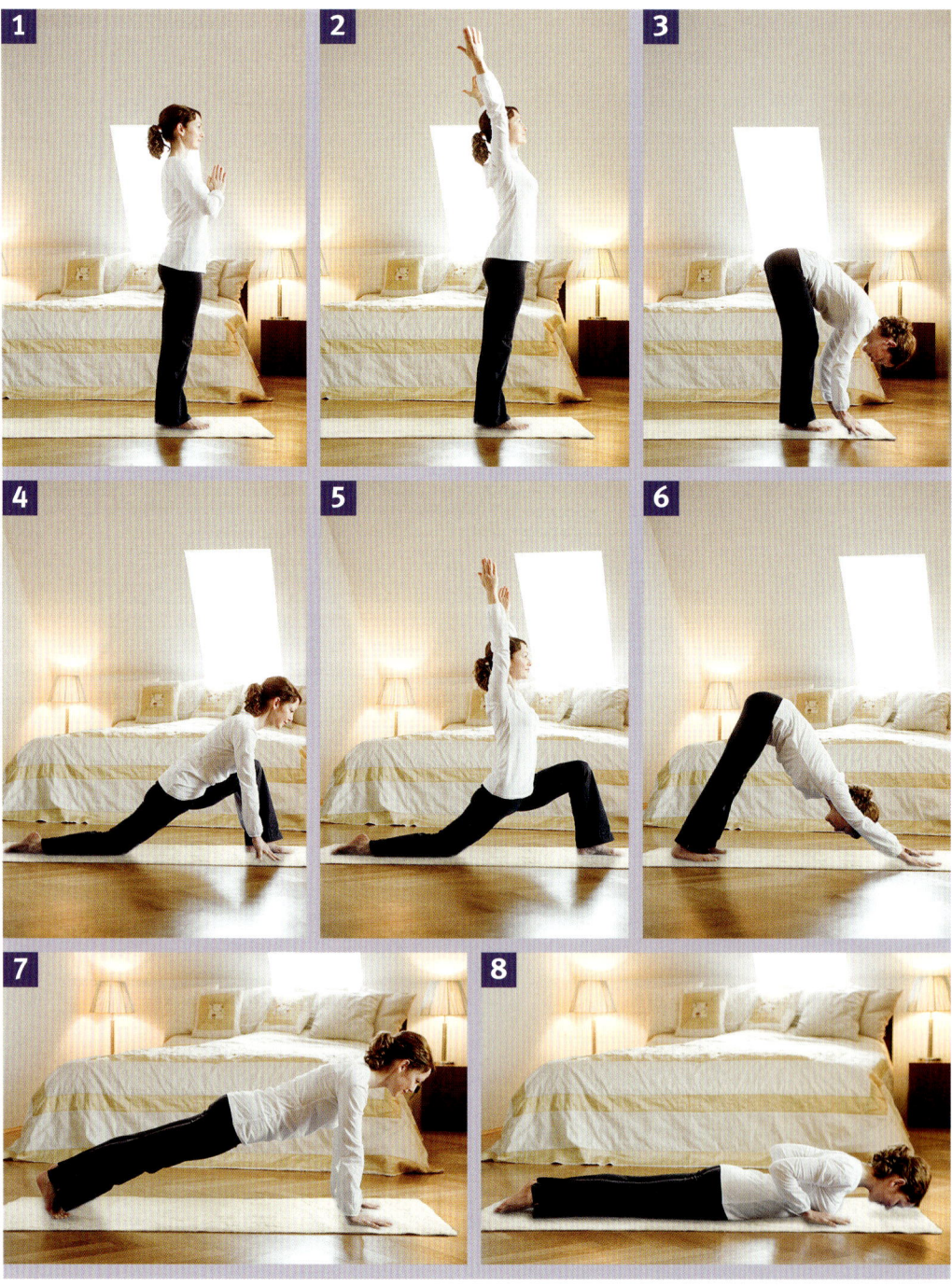

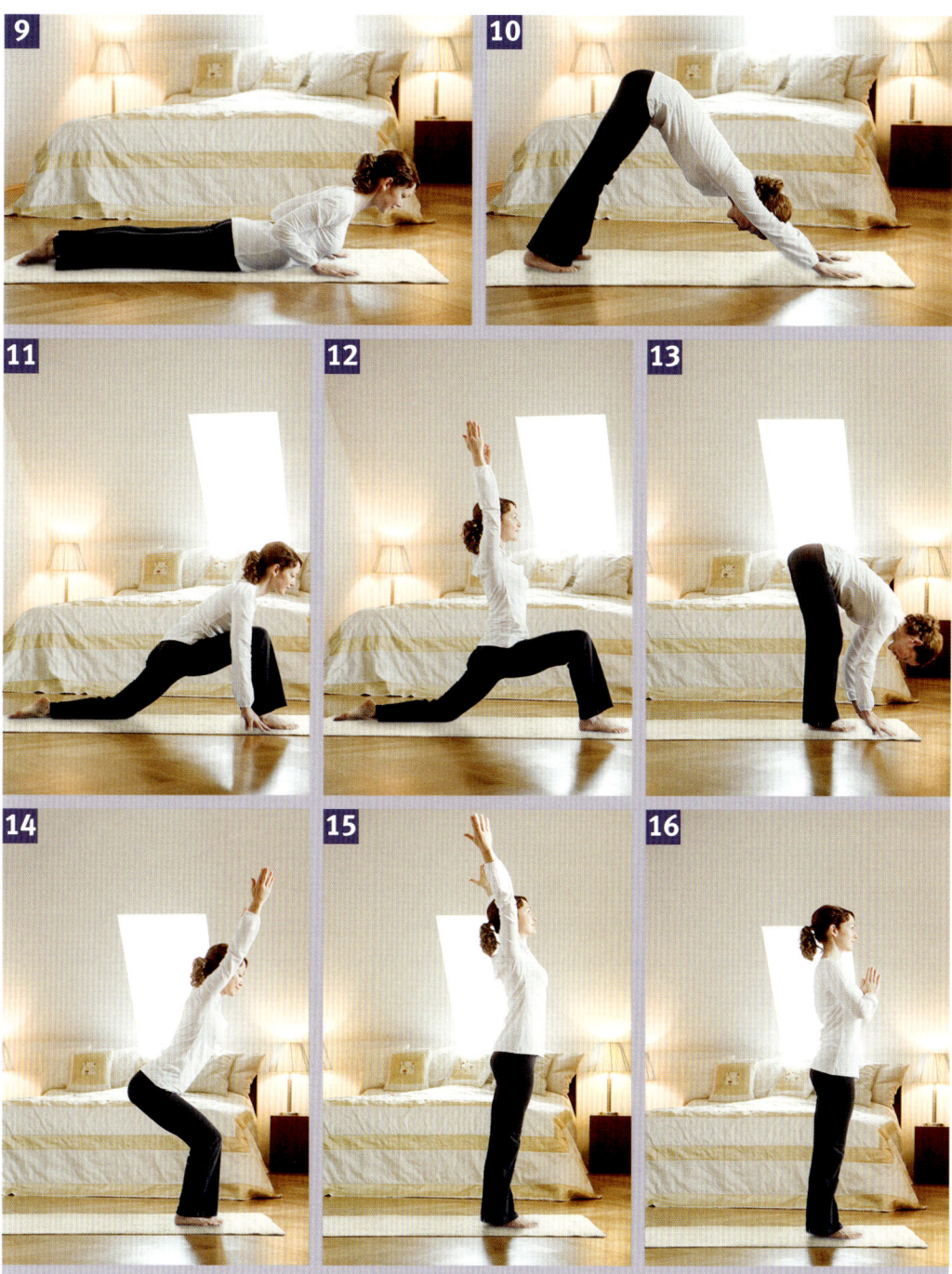

# Bewusstwerdung des Ausatmens

Während eines Atemzyklus ist es für Sie besonders wichtig, auf ein ruhiges und verlängertes Ausatmen Wert zu legen. Im Ausatmen liegt die Kraft des Loslassens und das ist es, was wir mit den kommenden Übungen fördern wollen. Mit dem in die Länge gezogenen Ausatem lassen sich bei vielen Menschen recht einfach innere Ruhe und Gelassenheit herstellen. Gerade wenn Sie aufgrund des Nicht-abschalten-Könnens schwer in einen erholsamen Schlaf finden, empfehle ich Ihnen die folgenden vier dynamischen Übungen.

### So atmen Sie richtig

Atmen Sie stets durch die Nase ein. Beim Ausatmen durch den Mund entlassen Sie die Luft mit einem lang gezogenen »ffff«. Atmen Sie möglichst ohne Kraft aus, nicht pressen. Eine schöne Atemtechnik für die folgenden dynamischen Übungen ist auch die »Feine Flüsteratmung« von Seite 72 f. Probieren Sie aus, welche Atemtechnik Ihnen besser liegt. Wenn Sie zwischendurch das Gefühl haben, dass der Ausatem zu lange dauert, dann nehmen Sie einfach einen normalen Zwischenatem. Üben Sie langsam und bewusst.

## Katzenbuckel und Pferderücken

Bei unserer ersten dynamischen Übung zur Bewusstwerdung des Ausatems steht die Wirbelsäule im Zentrum des Geschehens. Wir beugen und strecken sie genüsslich, wodurch sie wieder mobil und beweglich wird. Nach einem langen unbewegten Arbeitstag ist dies eine gute Möglichkeit, Blockaden und Spannungen zu beseitigen, die Rückenstreckermuskeln zu aktivieren und den Energiefluss durch unsere Wirbelsäule zu erneuern.

**1**  Gehen Sie in den Vierfüßler. Die Hände sind schulterbreit und die Finger weit gespreizt. Die Knie sind leicht geöffnet und die Füße abgelegt.
Beim Einatmen lassen Sie Ihren Bauch locker sinken, drücken sich mit den Händen aus dem Boden heraus und heben Ihren Kopf, sodass Sie nach vorne blicken.

**2**  Mit dem kommenden Ausatmen drücken Sie Ihre Wirbelsäule entgegengesetzt nach oben wie ein sich sträubender Kater. Ziehen Sie hierbei Ihr Steißbein ein und senken Sie den Kopf.
Versuchen Sie den Nacken während der gesamten Übung in natürlicher Verlängerung des Rückens zu halten, damit die Halswirbelsäule nicht unangenehm gestaucht wird.

### Schöne Idee

Spüren Sie die Bewegung jedes einzelnen Abschnittes Ihrer Wirbelsäule. Beobachten Sie die Beweglichkeit des Rückens und empfinden Sie mit Genuss das Wachwerden des Energieflusses.

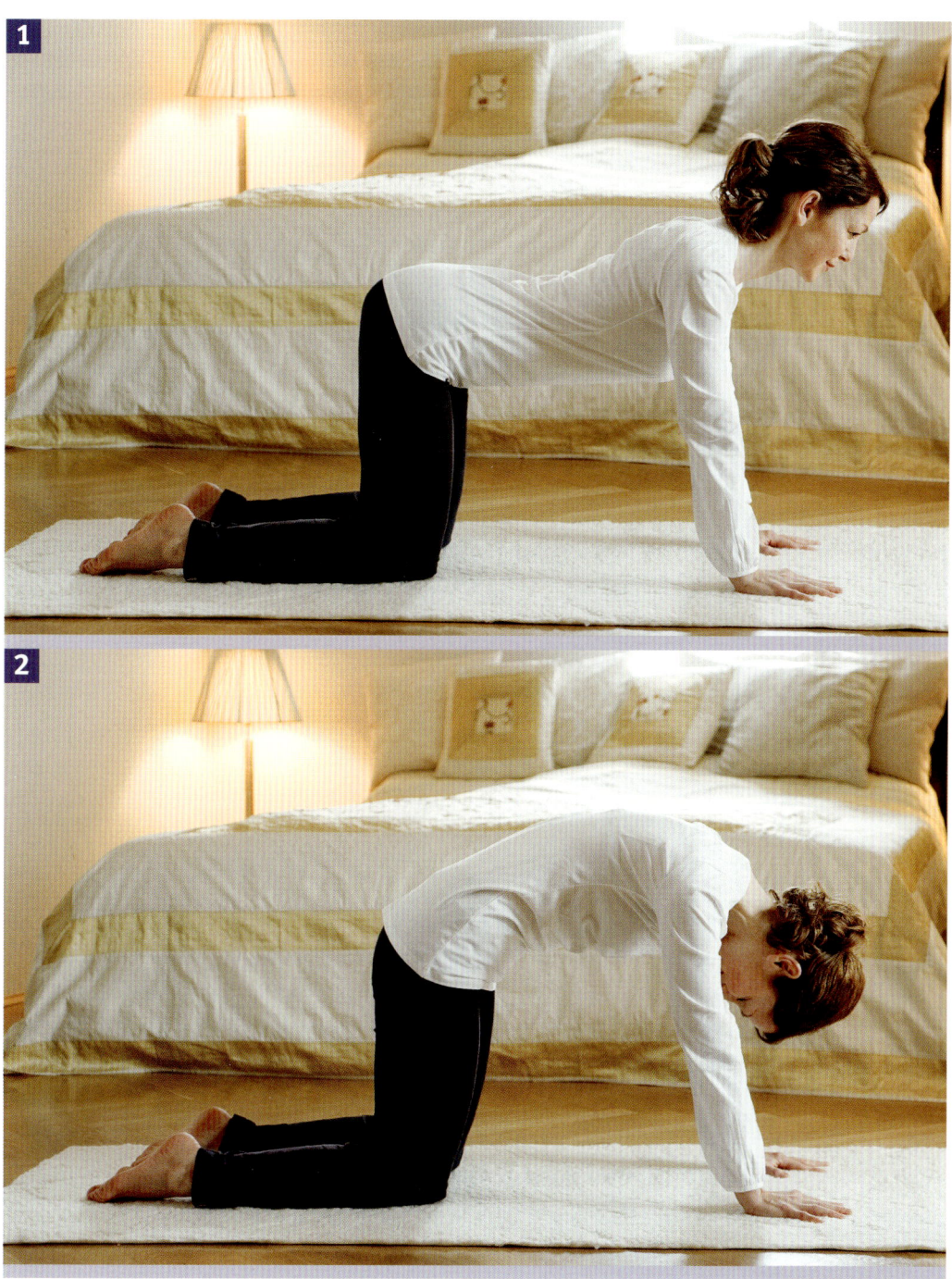

## Vierfüßler-Stretch

Die dynamische Dehnung aus dem Vierfüßler heraus spricht vor allem den Brustkorb und die seitlichen Flanken des Rumpfes an. Damit dehnen wir die Muskeln, die zwischen den Rippen angeordnet und bei einer tiefen Atmung wesentlich beteiligt sind.
Nach dieser Übung fühlen Sie sich freier, der Atemraum wird erweitert und der Brustkorb flexibler, was insgesamt zu einer verbesserten Alltagsatmung führt.

**1**  Gehen Sie in den Vierfüßler. Die Füße sind nach Belieben entweder auf den Zehenballen aufgestellt oder auf dem Rist abgelegt. Stellen Sie dann die Hände zwei Handlängen weiter vorne auf, sodass sie sich deutlich vorderhalb der Schultern befinden. Die Knie bleiben unter den Hüften.
Atmen Sie langsam, aber tief durch die Nase ein.

**2**  Mit einem lang gezogenen Ausatmen auf »ffff« senken Sie den Brustkorb in Richtung Boden.
Die Arme sind aktiv gestreckt und Sie spüren eine deutliche Dehnung nahe der Achselhöhlen und an den Seiten des Brustkorbes. Den darauf folgenden Atemzug verweilen Sie hier. Dann wieder einatmen und von vorne beginnen.
Wiederholen Sie dies 6- bis 8-mal.

Setzen Sie bei dieser Übung Ihr Gesäß nicht auf den Fersen ab. Ihr Steißbein strebt nach oben in den Himmel.

## Knie an die Brust

Eine gute Übung für den Tag, vor dem Schlafen und zum Wiedereinschlafen ist die dynamische Variation von »Knie an die Brust«. Sie dehnt und entspannt gleichermaßen den unteren Rücken, was zu jeder Tageszeit eine echte Wohltat sein kann.
Führen Sie diese Übung auf einer weichen Yogamatte oder im Bett durch, damit die Wirbelsäule angenehm gepolstert ist.

**3**  Legen Sie sich auf den Rücken und stellen Sie die Füße auf. Bleiben Sie einige Momente so liegen und lassen Sie Ihren gesamten Rücken in den Boden hineinschmelzen. Wie Sie bereits wissen, geschieht dies am besten beim Ausatmen.
Dann heben Sie beide Knie an, greifen diese mit Ihren Händen und lassen Waden und Füße vollkommen entspannt hängen. Die Arme sind jetzt noch gestreckt. Atmen Sie ein.

**4**  Mit dem Ausatmen ziehen Sie beide Knie gleichmäßig zur Brust.
Ziehen Sie so weit, dass sich Ihr Steißbein ein wenig vom Boden mit abhebt. Dadurch dehnen wir besser den unteren Rücken. Einatmend die Arme wieder strecken.
Wiederholen Sie dies 6- bis 8-mal.

Lassen Sie Ihre Beine bei dieser Übung ganz locker und ohne Muskeleinsatz in den Hüftgelenken hängen. Sie werden ausschließlich von den Armen bewegt.
Zwickt es in den Hüftgelenken, dann öffnen Sie Ihre Knie.

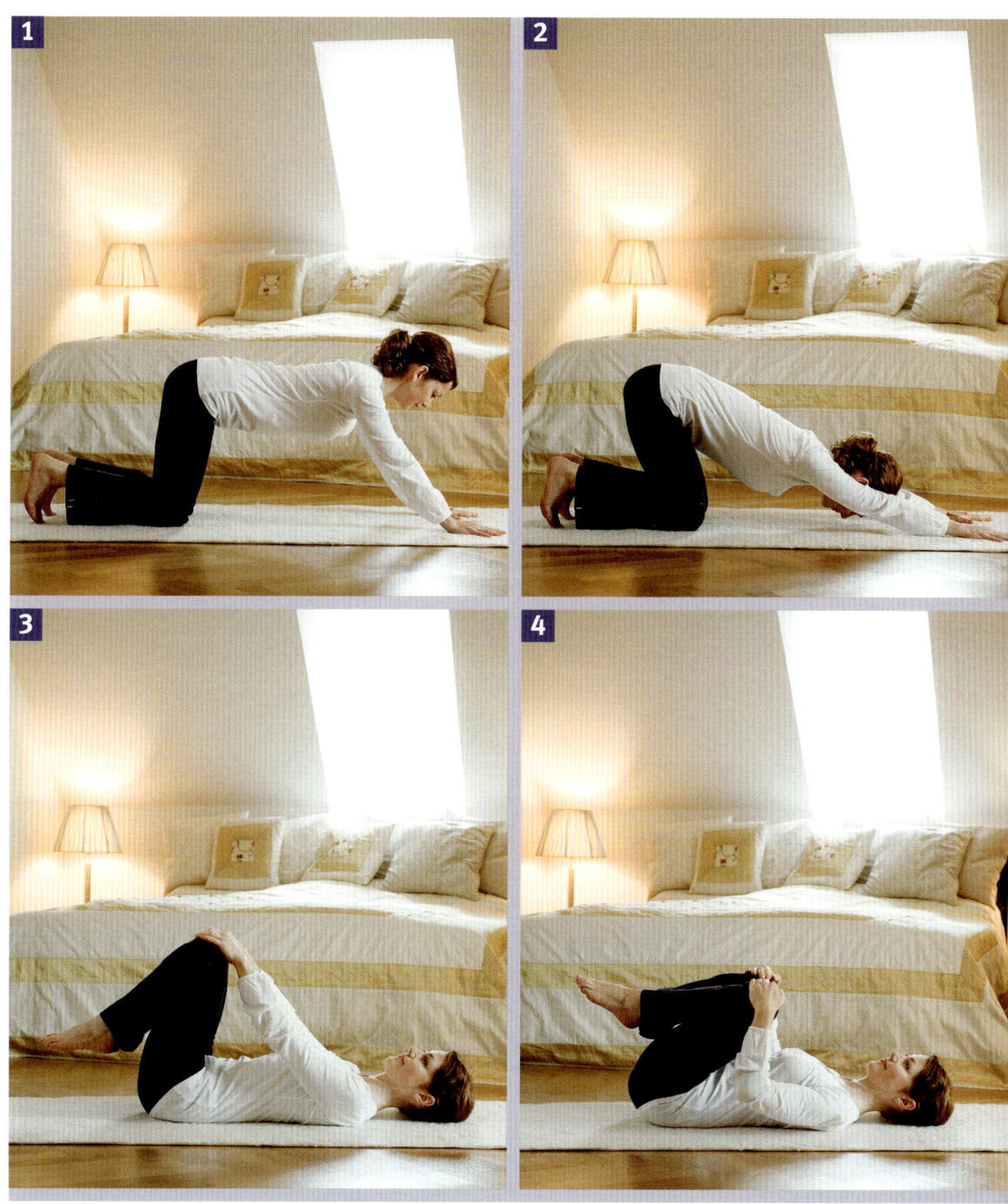

## Die Spirale

Aufgrund der geschmeidigen Bewegung der Wirbelsäule und der damit einhergehenden leichten, aber dennoch spürbaren seitlichen Dehnung des Brustkorbes ist dies eine meiner dynamischen Lieblingsübungen zur Verlängerung des Ausatems.
Da der Brustkorb direkt mit der Wirbelsäule verbunden ist, wirkt sich die Rotation des Oberkörpers direkt auf den Brustkorb aus. Er erfährt eine angenehme, diagonal verlaufende Dehnung, was das Ausatmen besonders leicht werden lässt.

## Mein Rat

- Zu Beginn der Wirbelsäulenrotation geht die Drehung noch schön einfach. Erst zum Ende hin, wenn der Oberkörper schon weit gedreht ist, spürt man, dass der Drehwiderstand größer und die Dehnung des Brustkorbes deutlicher wird. Gleiten Sie sanft und weich, aber dennoch gezielt und etwas forciert in diese Drehdehnung hinein, bis Sie spüren, dass Ihr individuelles Bewegungsausmaß erreicht ist. Gerade der letzte Drehabschnitt fördert das Ausatmen und die Lungen können sich restlos von alter Luft befreien. Je leerer die Lungen sind, desto tiefer, effektiver und erfrischender wird das folgende Einatmen.
- Während der gesamten Übung und insbesondere in der Rotation lassen Sie Ihre Schultern entspannt und weit weg von den Ohren.

**1** Setzen Sie sich in den Schneidersitz oder alternativ, wenn es angenehmer für Sie ist, auf einen Stuhl.
Halten Sie Ihre Wirbelsäule über die gesamte Länge in natürlicher Streckung. Breiten Sie Ihre Arme zu den Seiten hin aus. Die Ellbogen-, Hand- und Fingergelenke sind weich und durchlässig, die Schultern gelöst und entspannt.
Atmen Sie in dieser Position tief, aber nicht bis zur gänzlichen Lungenfülle ein.

**2** Wenn Sie ausatmen, drehen Sie den Oberkörper auf die rechte Seite, greifen mit dem rechten Arm förmlich weit nach hinten und beugen den linken Arm zu sich heran.
Beim Einatmen kommen Sie wieder zur Mitte und beginnen die Drehung nun zu der anderen Seite hin.
Wiederholen Sie dies 6- bis 8-mal.

**3** Anschließend gönnen Sie Ihrem Rücken eine kleine Erholung. Dazu stellen Sie die Beine auf, stützen sich vorne ab und ruhen einige Momente im Kutschersitz.
Wenn Sie auf einem Stuhl geübt haben, dann können Sie ebenfalls den Kutschersitz einnehmen (siehe Seite 81 Abbildung 2) oder einfach den ganzen Oberkörper nach vorne aushängen lassen.

## Schöne Idee
Lassen Sie sich vom Rhythmus Ihres Atems leiten. Stimmen Sie die Bewegung an Ihren Atemrhythmus an, nicht den Atem an die Bewegung.

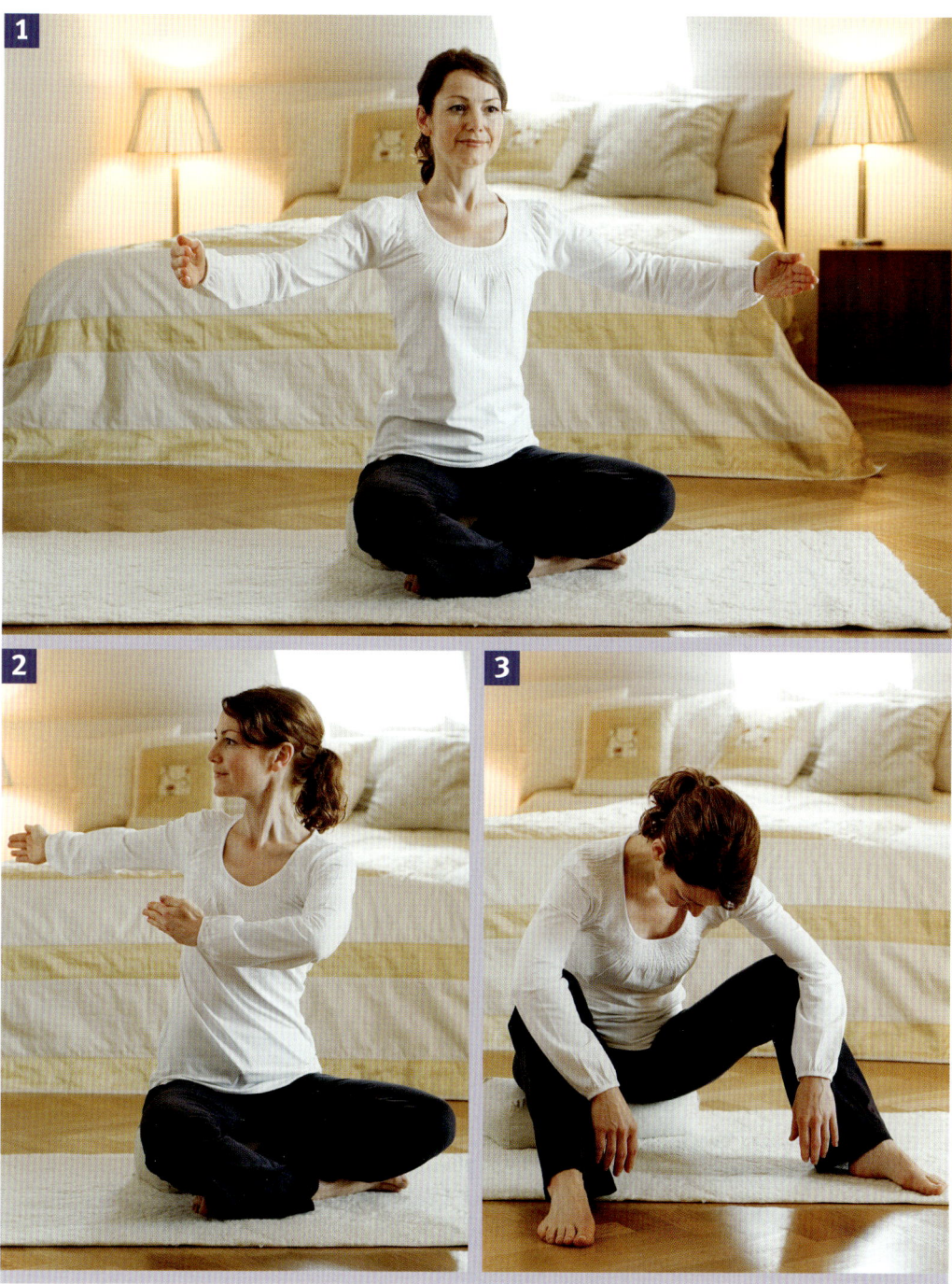

# Die Atemübungen –
# Pranayama als Brücke zwischen Körper und Geist

In fast jedem Kulturkreis finden sich ritualisierte Übungen, die den Atem auf sanfte Weise in einen wohltuenden Rhythmus bringen. Auch die alten Yogis, die vor tausenden von Jahren noch keine ausgefeilten wissenschaftlichen Methoden hatten, konnten durch aufmerksames Beobachten und sensible Innenschau viele positive Wirkungen der Atemübungen – im Yoga Pranayama genannt – feststellen. Sie waren überzeugt, dass wir mit der Atmung nicht nur den lebensnotwendigen Sauerstoff aufnehmen, sondern auch unsere Lebensenergie, Prana, erneuern und zum ungehinderten Fließen in unserem Körper bringen.

Heute können wir von etlichen Studien und Untersuchungen der modernen Medizin profitieren und auf eine Vielzahl von Übungen zurückgreifen, die allesamt dazu beitragen, uns unseren Atem bewusst zu machen und unser Atemverhalten hinsichtlich körperlicher und emotionaler Gesundheit zu optimieren.

## Verbindung von Körper und Psyche

Eine wesentliche Ursache für das Wirken von Pranayama ist die enge Verbindung von Atembewegung und Atemrhythmus mit dem komplexen Netz des vegetativen Nervensystems. Bereits die bewusste Hinwendung zur Atmung beeinflusst den Zustand des Körpers und vor allem die innere Welt unserer Psyche. Wir alle kennen den Ratschlag, in Stresssituationen einige Male ruhig oder auch nur bewusst durchzuatmen und erst dann auf den Stressor zu reagieren. Denn dadurch, dass wir zu einer ruhigen und gleichmäßigen Atmung zurückkehren, wird sich auch der Gemütszustand innerhalb sehr kurzer Zeit hin zur besonnenen Ruhe wandeln.

## Das Geheimnis der langen Ausatmung

Das ständige Ein und Aus von Atemluft in unserer Lunge ist ein empfindlicher Seismograph der seelischen Verfassung. Beim Einatmen sind etliche Muskeln, die das Ausdehnen der Lungen ermöglichen, angespannt. Das Ausatmen dagegen ist ein Akt der Entspannung. Nicht selten führt eine dauerhaft zu kurze Ausatmung zu physischen und psychischen Verspannungen. Viele Atemübungen verfolgen deshalb das Ziel vor allem die Ausatmung zu schulen, da gerade diese eine positive vegetative Entspannungsreaktion hervorruft. In vielen Versuchsreihen konnte gezeigt werden, dass allein mit einer Verlängerung der Phase des Ausatmens diverse Beschwerden beseitigt werden können – darunter auch Schlaflosigkeit.

## Wertvolle Tipps
## zum Üben von Pranayama

- Üben Sie in einem gut gelüfteten Raum.
- Gehen Sie mit großer Sorgfalt und Respekt an die einzelnen Übungen heran.

- Jede Pranayama-Übung kann in ein komplettes Übungsprogramm integriert oder aber einzeln und zwischendurch am Tage bzw. zum Ein- oder Wiedereinschlafen durchgeführt werden. Üben Sie einfach nach Ihren persönlichen Möglichkeiten.

Als Einstieg in die Welt des Pranayama möchte ich Ihnen gleich eine leichte Übung vorstellen, die Sie überall durchführen können und bei der Sie sicher sofort merken werden, welche emotionale Wirkung der Atem auf uns hat. Im Anschluss daran sind Atemtechniken erläutert, die Sie zu vermehrter innerer Ruhe führen und bei regelmäßiger Übung zu einem gesunden Schlaf verhelfen.

## Spannung – Entspannung

**1** Sitzen Sie bequem und gerade auf einem Stuhl und lassen Sie die Arme locker an der Seite hängen.
Schließen Sie Ihre Augen sanft und entspannen Sie die Gesichtsmuskeln.
Spreizen Sie beim tiefen Einatmen Ihre Finger weit auf, ohne dabei in Schulter und Nacken zu verkrampfen.

**2** Lassen Sie Ihre Finger beim Ausatmen ganz locker und wieder weich werden.
Machen Sie dann einen normalen Zwischenatem, bei dem Sie diese Entspannung nachspüren. Wiederholen Sie dies etwa 5-mal.

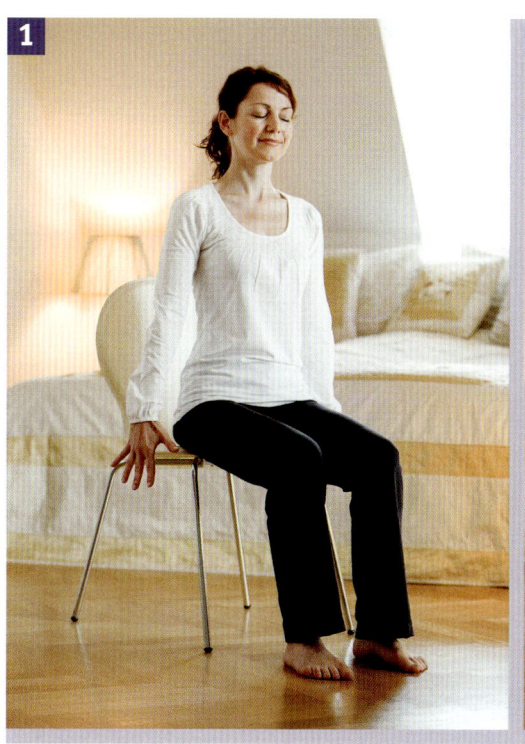
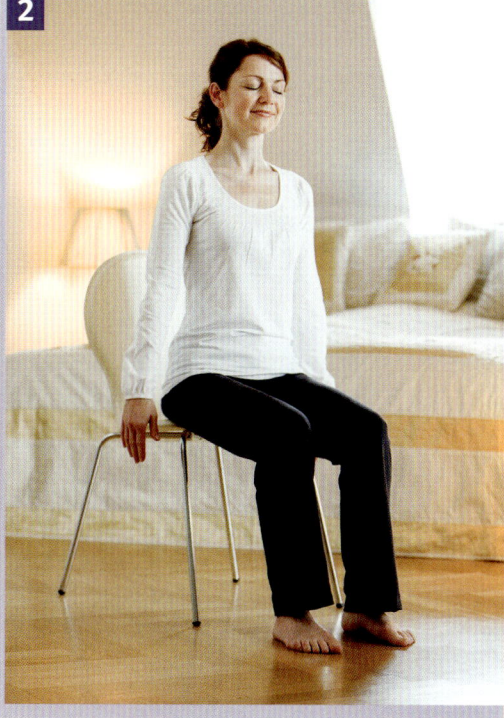

## Den eigenen Atem wahrnehmen

Eine grundlegende Atemübung handelt schlichtweg davon, den eigenen Atem wahrzunehmen. Sie ist Basis für alle Pranayamas, die in diesem Buch folgen. Wenn Sie es durch regelmäßiges Üben schaffen, sich ausschließlich auf Ihren eigenen Atem auszurichten, und wenn Sie nichts mehr ablenkt, dann werden Ihnen alle weiteren Atemübungen wesentlich leichter fallen. Konzentration ist hier das wichtigste Schlüsselwort.

Ilse Middendorf, eine der bekanntesten Atemtherapeutinnen, sagt, dass die Atemwahrnehmung die einfachste und schnellste Entspannungsübung ist. Bei ihr geht es darum, mit dem Atem nichts anderes zu tun, als ihn kommen und gehen zu lassen. Einerseits hört sich dies fast schon zu einfach an, als dass es eine besondere Wirkung nach sich ziehen könnte, andererseits werden Sie vielleicht selbst erfahren, wie schwer die Konzentration auf einen einzigen Faktor, in diesem Fall Ihre Atmung, sein kann. Sie können diese Übung an jedem Ort und zu jeder Zeit durchführen. Die Atemwahrnehmung ist äußerlich so unauffällig, dass Sie wirklich überall üben können. Egal, in welcher Situation Sie sich befinden – Stress, Anspannung oder Angst reduzieren sich, Ruhe und Gelassenheit werden einkehren. Aus Erfahrung finden viele meiner Schüler mit dieser Übung innerhalb weniger Minuten zu einer erholsamen Nachtruhe, wenn sie im Bett zum Einschlafen geübt wird.

Sie können stehen **1**, sitzen **2** oder liegen **3**. Wenn möglich, schließen Sie die Augen. Nun konzentrieren Sie sich auf einen Punkt in Ihrem Körper, z. B. die Nase, den Bauchraum oder den Brustkorb. Dadurch wird die Aufmerksamkeit weg von den zahllosen Gedanken gelenkt. Versuchen Sie jetzt Ihren Atem so unmittelbar wie möglich zu spüren. Verändern Sie nichts. Beobachten Sie, wie der Atem sanft durch die Nase einströmt, spüren Sie, wie die Atemluft die Innenseiten Ihrer Nasenflügel streift. Er fließt weiter über den Rachen und die Luftröhre, die Lungen füllen sich. Ihr Bauch oder Brustkorb übernimmt den Rhythmus des Atems. Sanfte Bewegungen sind spürbar. Wie von alleine strömt die Atemluft auch wieder aus. Sie tun nichts dabei, wollen nichts beeinflussen oder korrigieren. Alles geschieht von selbst.

### Schöne Idee

Es ist Ihr ganz eigener Atem. Er gehört zu Ihnen wie dieser Augenblick. Verändern Sie ihn nicht, akzeptieren Sie ihn, nehmen Sie ihn an, lieben Sie ihn.

## *Mein Rat*

- Die Dauer der Übung richtet sich nach Ihrem persönlichen Bedürfnis und Empfinden.
- Seien Sie gutmütig mit sich selbst. Geben Sie sich genügend Zeit, Ihre innere Wahrnehmung ausschließlich auf den Atem zu lenken. Am Anfang wird dies nicht einfach sein, aber – Übung macht den Meister!

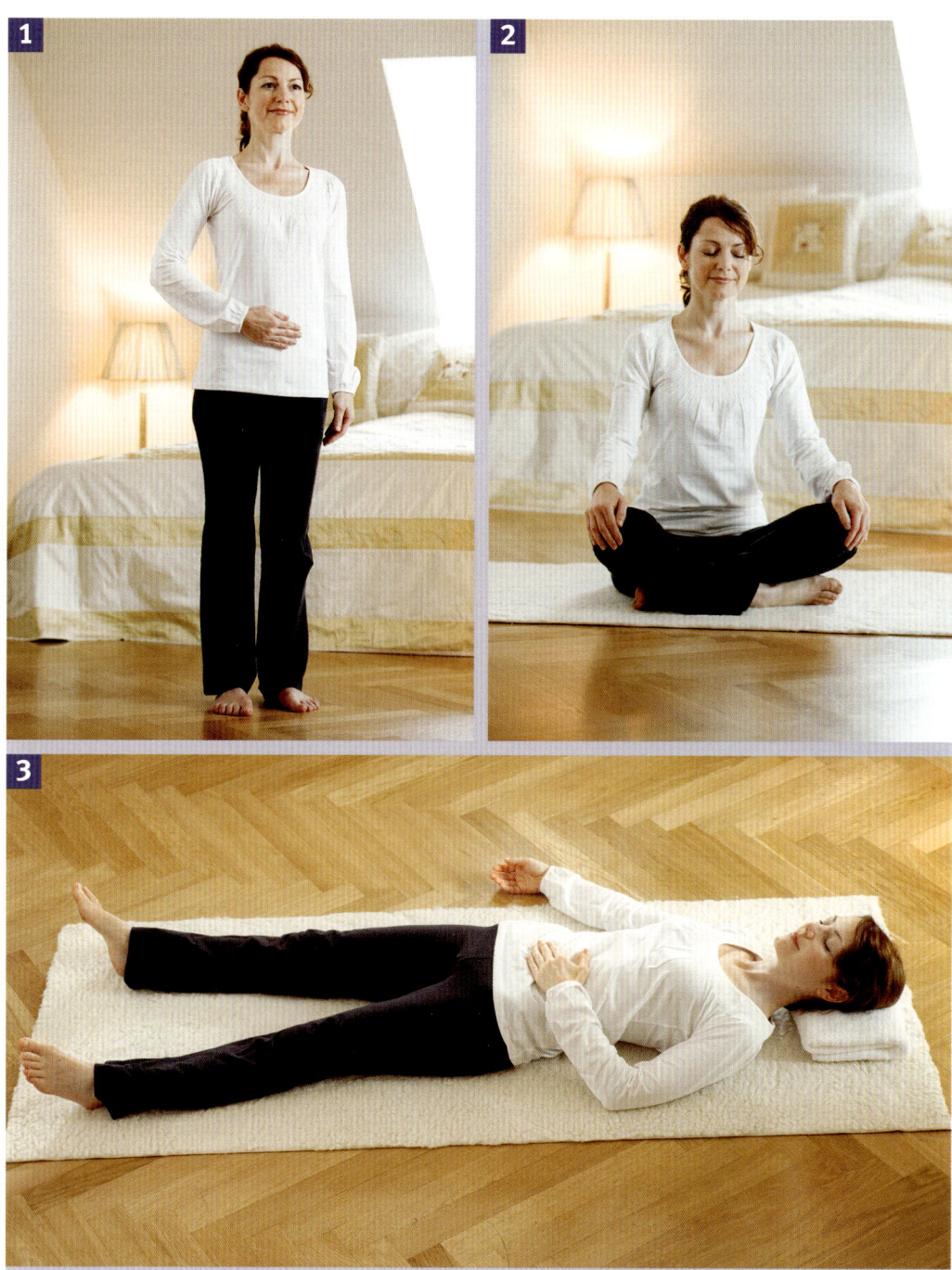

## Mit dem Atem ankommen

Die Gedanken drehen sich im Karussell, die Hektik des Tages überträgt sich auf unser Gemüt, der Leistungsdruck bleibt in unserer Seele verankert. Wir können einfach nicht loslassen. Kein Wunder, dass viele Menschen nachts kein Auge zudrücken können. Nun heißt es erst mal »ankommen«. Mit dem Ankommen finden wir ein Stück weit zur Gegenwart, zum Jetzt. Diese einfache Atemübung eignet sich zu jeder Tageszeit und vor allem dann, wenn Sie selbst den Wunsch haben, sich innerlich sammeln zu wollen.

**1** In einem ruhenden Sitz Ihrer Wahl strecken Sie sich zuerst ausgiebig mit den Armen in alle Richtungen. Anschließend legen Sie Ihre Hände vor den Brustkorb und schließen Ihre Augen. Lassen Sie Ihren Atem einige Male ruhig fließen.

**2** Anschließend atmen Sie tief ein, breiten dabei Ihre Arme zu den Seiten hin aus und heben Ihren Brustkorb. Mit dem Ausatmen schließen Sie langsam und weich die Hände vor dem Brustkorb und atmen ruhig weiter. Nach einigen Atemzügen wiederholen Sie diesen tiefen Atemzug und spüren erneut in den kommenden ruhigen Atem hinein.

### Schöne Idee
Die Konzentration auf den Atem wird Ihre innere Ruhe positiv beeinflussen. Lassen Sie sich vollkommen vom Atem durchströmen. Nichts wird Sie ablenken, Sie sind ganz da.

## Beruhigende Mondatmung

Im Yoga bezeichnet man dieses Pranayama als Chandra Bedhana. Chandra ist der Mond und er steht als Symbol für alles Ruhige und nach innen Gerichtete.
Wir lenken den Atem hierbei in eine Richtung, indem das Einatmen durch den einen und das Ausatmen über den anderen Nasengang geführt wird.
Chandra Bedhana wirkt wohltuend bei Nervosität, Angespanntheit und wenn man ein Gefühl von zu großer innerer Hitze verspürt. Sie können die Mondatmung sehr gut kurz vor einer Entspannung, vor dem Einschlafen oder zum Wiedereinschlafen üben.

**3** Kommen Sie in einen bequemen Sitz Ihrer Wahl. Legen Sie den Zeige- und Mittelfinger der rechten Hand an den Daumenballen an. Drücken Sie mit dem Daumen sanft gegen den rechten Nasenflügel, sodass dieses Nasenloch verschlossen ist. Atmen Sie durch den freien linke Nasengang ein.

**4** Legen Sie dann die Kuppe des Ringfingers so an den linken Nasenflügel, dass dieses Nasenloch verschlossen ist, und atmen Sie rechts aus. Atmen Sie für zwei bis drei Minuten auf diese Weise immer durch den linken Nasengang ein und durch den rechten aus. Anschließend spüren Sie noch eine Weile im Sitzen nach.

Stellen Sie sich vor, wie Sie kühlende und beruhigende Mondenergie einatmen.
Bitte stets im Sitzen üben.

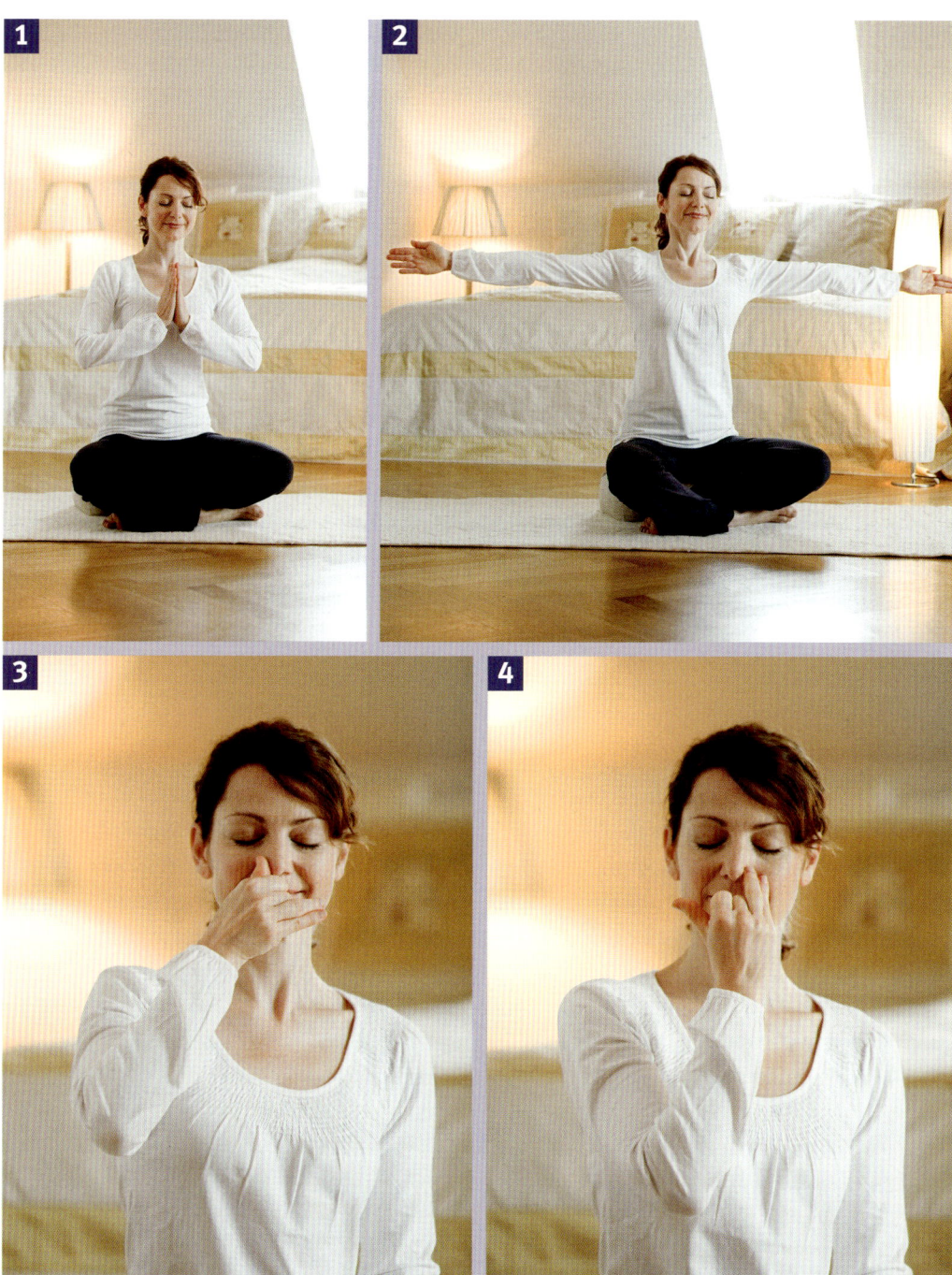

## Sanfte Vollatmung

Viele Menschen atmen tagsüber flach und kurz, ohne dass ihnen dies bewusst ist. Mit der sanften Vollatmung lernen Sie Ihren Atem zu vertiefen und folglich den Organismus mit viel frischem Sauerstoff anzureichern.
Die Vollatmung ist eine Kombination aus Bauch- und Brustkorbatmung und trainiert die wichtigsten Atemmuskeln des Körpers. Sie können diese Übung überall, vor allem am Tage, nach Bedarf einsetzen. Sie ist besonders hilfreich in Stresssituationen.

**1** Nehmen Sie einen bequemen Sitz Ihrer Wahl ein und lassen Sie Ihren normalen Atem einen Moment fließen.
Dann legen Sie eine Hand flach auf den Bauch, die andere auf den Brustkorb. Atmen Sie nun einige Male bewusst und ruhig in den Bauch hinein. Beim Einatmen werden Sie über die Hand spüren, wie sich der Bauch nach außen wölbt. Beim Ausatmen wird er wieder flach.
Nach vier bis fünf Atemzügen kommt die Brustkorbatmung hinzu. Hierfür atmen Sie zuerst in den Bauch und fließend weiter in den Brustkorb.
Um dies zu unterstützen, weiten Sie aktiv Ihren Brustkorb nach vorne und zu den Seiten. Wenn die Lungen voll sind, lassen Sie den Atem wieder ausströmen.

Üben Sie die Vollatmung etwa zwei bis drei Minuten.
Atmen Sie nur so tief ein, dass Sie sich nicht beengt dabei fühlen.

## Feine Flüsteratmung

Bei dieser Atemübung ist der Stimmmuskel beim Ausatmen in der gleichen Stellung wie beim Flüstern. Dadurch wird der Ausatemstrom sanft gebremst und zugleich durch ein leises Rauschen hörbar.
Durch das verlängerte Ausatmen werden wir insgesamt sehr ruhig, Stress und Hektik verfliegen im Nu.

**2** Wählen Sie einen bequemen Sitz. Legen Sie die Hände auf die Oberschenkel und senken Sie das Kinn leicht nach unten und ziehen Sie es etwas nach innen.
Flüstern Sie nun einige Worte ruhig vor sich hin. Dann atmen Sie durch beide Nasenlöcher ein und flüstern »haaa« beim Ausatmen. Es entsteht ein leiser Reibelaut. Schließen Sie dann Ihren Mund und wiederholen Sie dies. Hören Sie dem sanften Rauschen zu, das beim Ausatmen entsteht.
Üben Sie mehrere Minuten und lassen Sie Ihren Atem immer weicher werden.
Anschließend bleiben Sie noch etwas sitzen und beobachten das Kommen und Gehen des Atems.

Beim Einatmen wenden Sie die Technik der sanften Vollatmung an (Übung 1).
Üben Sie bewusster, indem Sie die Augen schließen. Lenken Sie Ihre volle Aufmerksamkeit auf Ihren Atem.
Üben Sie ohne Kraft oder Druck. Erzwingen Sie nichts. Der Reibelaut wird mit jedem Atemzug sanfter und ruhiger, der Ausatemstrom feiner und länger.

## Schöne Ideen

- Die sanfte Vollatmung können Sie auch wunderbar im Liegen durchführen. Wählen Sie hierfür die Ruhehaltung in Rückenlage auf Seite 54 oder die Rückenentlastung im Liegen auf Seite 52.

- Wenn Sie nachts aufwachen, probieren Sie eine der beiden Übungen auch, um leichter wieder einzuschlafen. Setzen Sie sich jedoch nicht unter Druck. Konzentrieren Sie sich nicht zwingend auf das Einschlafen, sondern vielmehr auf die Atemübung.

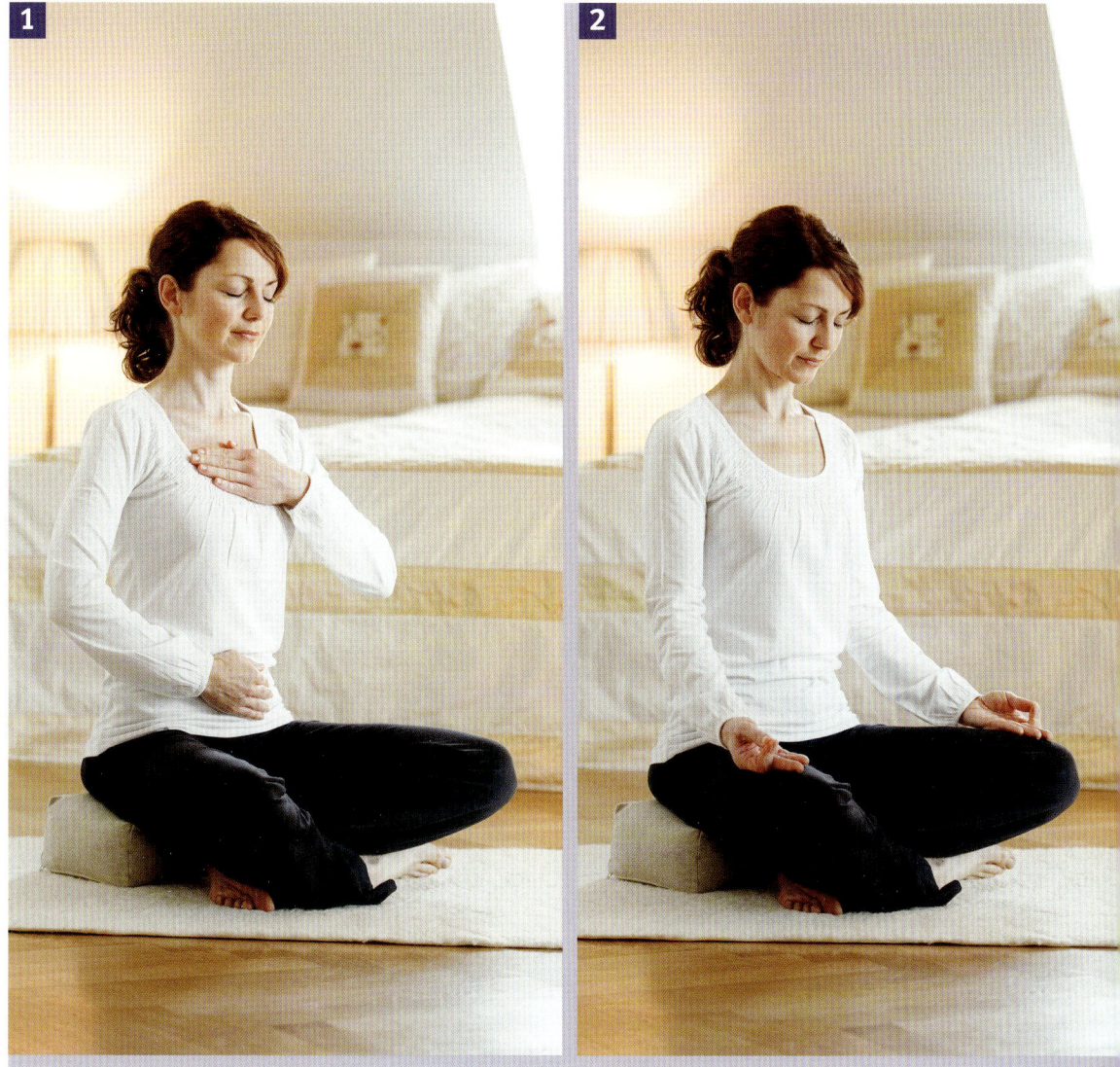

## Achtsamer Atemrhythmus

Bei den Pranayama-Übungen im Yoga können die einzelnen Phasen, aus denen ein Atemzyklus besteht, entweder gleich lang oder unterschiedlich lang sein. Zur Beruhigung des Nervensystems ist vor allem ein verlängertes Ausatmen notwendig.

Dies haben Sie bereits kennengelernt und es wird auch bei der folgenden Übung der Schwerpunkt sein. Neu ist, dass Sie nun den Rhythmus gezielt beeinflussen werden und dass Sie zusätzlich der Atemleere besonderes Augenmerk schenken.

Die Atemfülle spielt jetzt keine Rolle, da die Gefahr besteht, dass sie zu viel Spannung aufbaut. Das von Ihnen koordinierte Ausatmen und das bewusste Wahrnehmen der Atemleere wird Ihnen tiefe innere Ruhe schenken und Ihr gesamtes Seelenleben beruhigen.

## Mein Rat

- Wenn Sie sich in einem bestimmten Zählrhythmus eingependelt haben, atmen Sie einfach, ohne zu zählen, nach Gefühl weiter. Dies wird Ihre Ruhe und Entspannung vertiefen.
- Wenn Sie Schwierigkeiten haben, den Ausatem zu verlängern, üben Sie bitte nochmals eingehend die »Feine Flüsteratmung« auf Seite 72.
- Diese Übung eignet sich auch hervorragend zum Ein- und Wiedereinschlafen.

Die Übungen zum Atemrhythmus sind relativ frei gestaltbar. Die hier vorgestellten Möglichkeiten sind Beispiele. Übernehmen Sie sie eins zu eins oder lassen Sie sich inspirieren, um Ihre eigene, individuelle und der Tagesform angepasste Übung daraus zu kreieren. In der »Sanften Vollatmung« (Seite 72) und der »Feinen Flüsteratmung« (Seite 72) sollten Sie bereits Erfahrungen gesammelt haben. Als Rhythmusgeber verwenden Sie am besten einen Zählrhythmus, den Sie sich innerlich vorsagen, da der ständige Blick auf eine Uhr eher ablenkend und hinderlich wäre. Eine Zähleinheit entspricht in etwa einer Sekunde. Wenn Sie also bis 4 zählen, entspricht das ca. 4 Sekunden. Die hier vorgestellte Übung dauert etwa fünf Minuten und ist in 4 Phasen gegliedert. Mit jeder Phase nähern wir uns mehr und mehr einem verlängerten Ausatmen und dem Nachspüren in der Stille.

Beginnen Sie immer bei der ersten Phase und entscheiden Sie jeden Tag aufs Neue, bis zu welcher Phase Sie heute üben möchten.

**1** Nehmen Sie eine bequeme Position ein, schließen Sie die Augen und lassen Sie einige Momente den Atem ruhig kommen und gehen. Gehen Sie beim Einatmen nun langsam in die »Sanfte Vollatmung« über und lassen Sie Ihren Ausatem einige Male durch die Nase frei ausströmen.

Das Ausatmen dient dem Loslassen, die Atemleere dem Nachspüren und dem völligen Verschmelzen mit der inneren Stille.

**1. Phase:** Fünf bis sechs Atemzüge einatmend bis 3 zählen, ausatmend bis 3 zählen. Jedes neue Einatmen kommt jetzt noch von selbst.

**2. Phase:** Etwa zehn Atemzüge einatmend bis 3 und ausatmend bis 3 zählen. Anschließend legen Sie eine kleine Atempause im ausgeatmeten Zustand ein. In dieser sogenannten Atemleere zählen Sie ebenfalls bis 3.

**3. Phase:** Zehn Atemzüge einatmend bis 3 und ausatmend bis 4 zählen. In der Atemleere bis 4 zählen.

**4. Phase:** Zehn Atemzüge einatmend bis 3 und ausatmend bis 6 zählen. In der Atemleere wiederum bis 4 zählen.

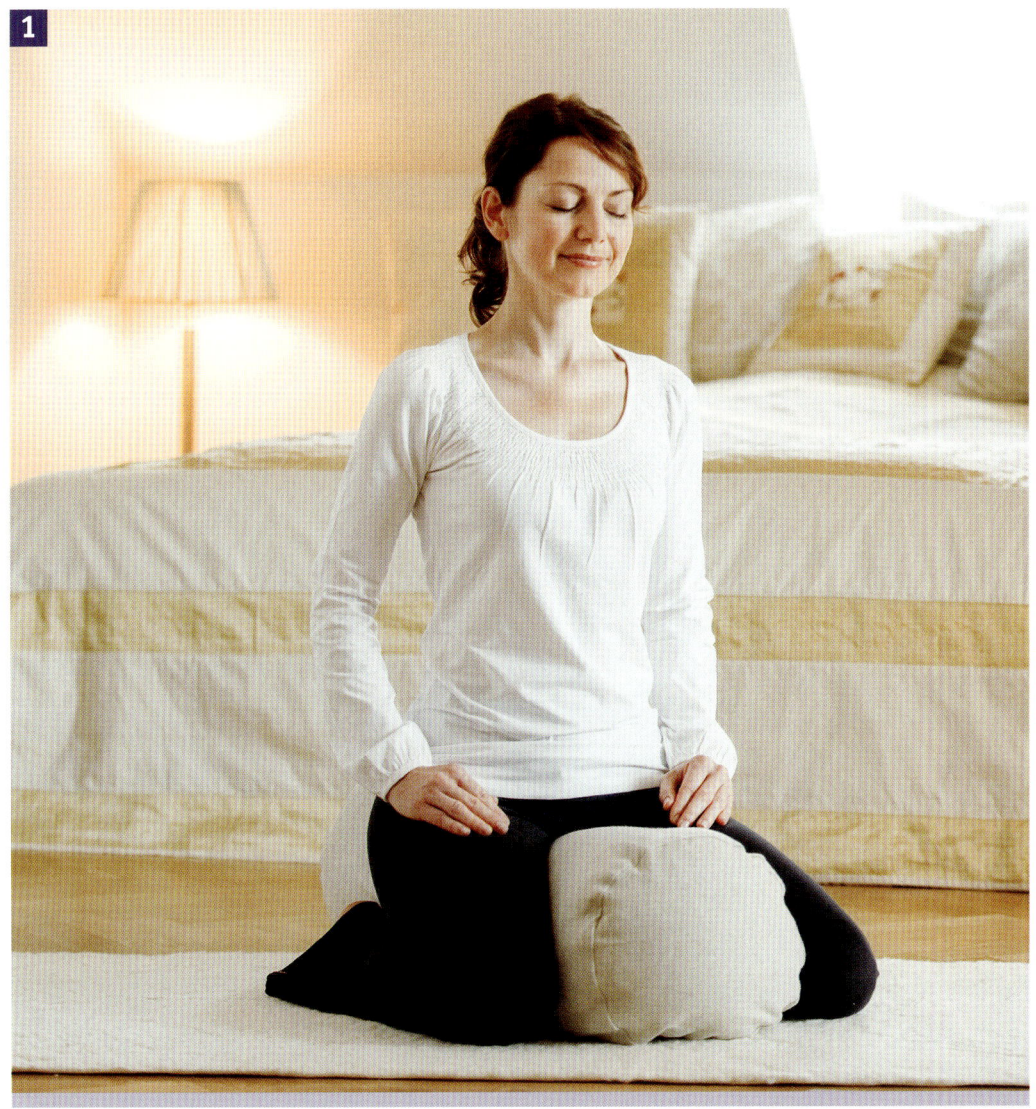

# Die Entspannungsübungen – achtsamer Zustand zwischen Wachen und Schlafen

Manche entspannen beim Lesen eines Buches, andere bei einer Wanderung in der Natur. Jeder hat so seine eigene Vorstellung darüber und infolgedessen auch individuelle Methoden, sich zu entspannen.

Häufig führen diese Methoden jedoch dazu, eine vorhandene An- oder Verspannung nicht zu beheben, sondern sie sogar zu verstärken.

dies über den Körper nach dem Motto »Aha, hier bin ich angespannt; jetzt entspanne ich mich dort«. Ebenso erfolgreich habe ich bei meinen Teilnehmern die Arbeit über den Atem erlebt. Dabei lassen wir den Atem in der ersten Lernphase fließen und verlängern im zweiten Schritt gezielt das Ausatmen. Einige Übungen kennen Sie ja bereits.

### Das Ziel ist die Wohlspannung

Vereinfacht ausgedrückt dienen entspannende Maßnahmen dazu, »Verspannung zu beseitigen und einen Zustand von Wohlspannung zu erreichen«. Der Fachbegriff hierzu lautet Eutonie, die angenehme Normalspannung der Muskulatur. Mit Yoga wollen wir noch weiter gehen und über die physische Komponente hinaus auch die psychische Ebene erreichen. Und immer geht es darum, seine Sinne zu beruhigen, sich in sein Inneres zurückzuziehen. Eine Wanderung in die Berge mag zwar gefühlt entspannend wirken, weil wir anschließend körperlich müde sind, Lesen entführt uns in eine Fantasiewelt – es sind aber nur Ablenkungen vom stressigen Alltag und keineswegs ein »in sich selbst eintauchen«.

### Anspannung erkennen

Ein für viele Menschen erfolgreicher Weg in die Entspannung ist das vorangehende Erkennen von Anspannung. Am leichtesten gelingt

### Harmonie auf allen Ebenen

Da man bei diesen Übungen sehr konzentriert sein und versuchen soll, seine volle Aufmerksamkeit zu bewahren, sich also weglenken soll von der geistigen Anspannung des Alltages, hat das Üben mit dem Körper und dem Atem auch einen entspannenden Effekt auf den Geist. Und somit sind wir beim eigentlichen Ziel, nämlich Körper, Atem und Geist zu verbinden und zu harmonisieren. Wir beruhigen unsere Sinne und kommen an bei unseren eigenen Empfindungen. Das Außen verliert an Gewichtigkeit und unser ganzes System erholt sich in Richtung Wohlspannung. Für gewöhnlich wird eine etwa 15-minütige Entspannungsphase am Ende einer Yogaroutine durchgeführt. Im Bereich des Schlaf-Yoga kann eine der nachfolgend vorgestellten Übungen aber auch für sich alleine stehen. Besonders wirkungsvoll sind sie am Abend, wenn alle Pflichten und Aufgaben des Tages erledigt sind. Zum Einstieg stelle ich Ihnen eine sehr einfache Entspannungsübung vor.

## Einfache Tiefenentspannung

**1** Nehmen Sie die Position »Ruhehaltung in Rückenlage« von Seite 54 ein.

- Nun gibt es nichts mehr zu tun. Alles ist erledigt. Mit diesem Gedanken schließen Sie die Augen und atmen zweimal tief ein und aus. Mit dem letzten Ausatmen sinken Sie in Ihre Unterlage und vertrauen sich ihr an.
- Spüren Sie die Auflagepunkte des Körpers langsam vom Hinterkopf bis zu den Fersen. Lösen Sie alle Muskeln des Gesichts: Stirn, Augen, Wangen, Kiefer und Mund.
- Führen Sie die Aufmerksamkeit zum Atem. Spüren Sie ihn ein- und ausströmen. Alles geschieht von selbst. Sie beobachten nur. Nehmen Sie die sanften Bewegungen des Bauches wahr. Beim Einatmen hebt er sich, beim Ausatmen sinkt er entspannt nach unten. Jedes Ausatmen bedeutet loslassen. Lassen Sie sich sanft von Ihrem Atem durchfluten.
- Beobachten Sie, wie Ihre Gedanken kommen und gehen. Beobachten Sie Ihre Empfindungen, die entstehen und wieder vergehen. Alles fließt. Alles kommt und darf auch wieder gehen. Erlaube allem, zu sein. Erlaube allem, zu kommen und zu gehen, wie die Wolken am Himmel, die vorüberziehen. Sie sind Ihr eigener Beobachter.
- Immer mehr Ruhe und Gelassenheit breiten sich in Ihnen aus. Sie spüren tiefe Entspannung und Zufriedenheit.
- Lassen Sie nun in Gedanken ein ganz persönliches Ruhebild entstehen. Ein Bild voller Stille, Harmonie und Wohlwollen. Verweilen Sie einige Minuten mit Ihrem Ruhebild und genießen Sie diesen Augenblick. Ihre Entspannung wird sich mehr und mehr vertiefen.
- Wenn Sie zurückkommen wollen, bewegen Sie leicht die Zehen, die Füße, die Finger, die Hände. Atmen Sie tief ein. Beginnen Sie sich langsam und genüsslich zu strecken und zu dehnen. Drehen Sie sich auf die rechte Seite. Öffnen Sie dann die Augen, setzen Sie sich auf und spüren Sie noch einen Moment nach.

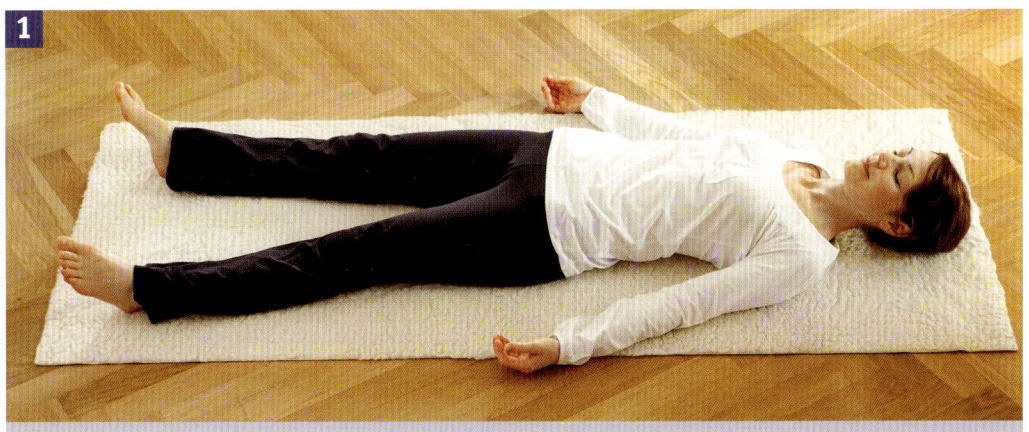

## Basisübung Autogenes Training

Jede Konzentration auf sich selbst oder einen Gegenstand bzw. Gedanken mit positiver Ausstrahlung kann innerhalb weniger Momente zu tiefer Entspannung führen. Dies geschieht in umso kürzerer Zeit, je mehr man sich darin übt. Viele Entspannungstechniken werden im Liegen geübt, doch auch im Sitzen kann man sich eine bewusste Auszeit vom Alltag nehmen und neue Kraft schöpfen. Eine Form solch einer Entspannung ist das Autogene Training, das von J. H. Schultz entwickelt wurde. Sie passt wunderbar in unser Schlaf-Yoga-Programm.

Mit dem Autogenen Training versetzt man sich üblicherweise ohne Hilfe oder Anleitung von außen in einen selbst beeinflussbaren Zustand. Mit der Kraft Ihrer eigenen Gedanken beeinflussen Sie also Ihren Körper und den Geist. Um die Methode jedoch erst einmal zu erlernen, ist die Beschreibung in diesem Buch oder die Übung auf der beiliegenden CD sehr hilfreich. Ich beschränke mich hierbei auf eine Basisübung, die jeder schnell umsetzen kann.

### So funktioniert's

Dem Prinzip des Autogenen Trainings liegen einfache Leitsätze oder, wie sie Schultz genannt hat, Formeln zugrunde, die wir in Gedanken stetig wiederholen. Etliche wissenschaftliche Untersuchungen haben bewiesen, dass ein intensiver und lange festgehaltener Gedanke das körperliche Geschehen stark beeinflussen kann. Dieser Gedanke muss klar und einfach formuliert sein. Je präziser und knapper der Gedanke, die Formel ist, desto stärker ist unsere Reaktion darauf. Deshalb arbeitet das Autogene Training mit wenigen, aber effektiven Leitsätzen.

Insgesamt besteht eine Entspannung nach dieser Methode aus 3 Phasen. Die Einstimmung dient dem Ankommen. Die tatsächliche Entspannungsphase beschäftigt sich in unserem Übungsbeispiel mit den Begriffen »Ruhe« und »Schwere«. Hiermit definieren wir die sogenannten Formeln. Die Rücknahme ist insbesondere dann wichtig, wenn man am Tag übt, da sonst Benommenheit und Müdigkeit zurückbleiben. Sie erfolgt nach immer dem gleichen Prinzip und wird auch dann durchgeführt, wenn man der Meinung war, keine Veränderung oder Entspannung gespürt zu haben. Ich möchte sie Ihnen vorher erklären.

### Die Rücknahme – zurück zum Alltag

Folgende drei bewusst und aufmerksam durchgeführte Schritte bringen Sie wach und frisch zurück in den Alltag.

**1** Denken Sie sich zuerst »Ich beende nun meine Entspannung«. Mit dem gedachten Befehl »Arme fest« strecken Sie dann beide Arme lang aus und ballen zwei feste Fäuste mit den Händen.

**2** Beugen und strecken Sie anschließend dreimal kraftvoll Ihre Arme. Atmen Sie hierbei tief und deutlich ein und aus.

**3** Erst ganz am Ende öffnen Sie die Augen und stellen Ihren Kontakt zur Außenwelt wieder her.

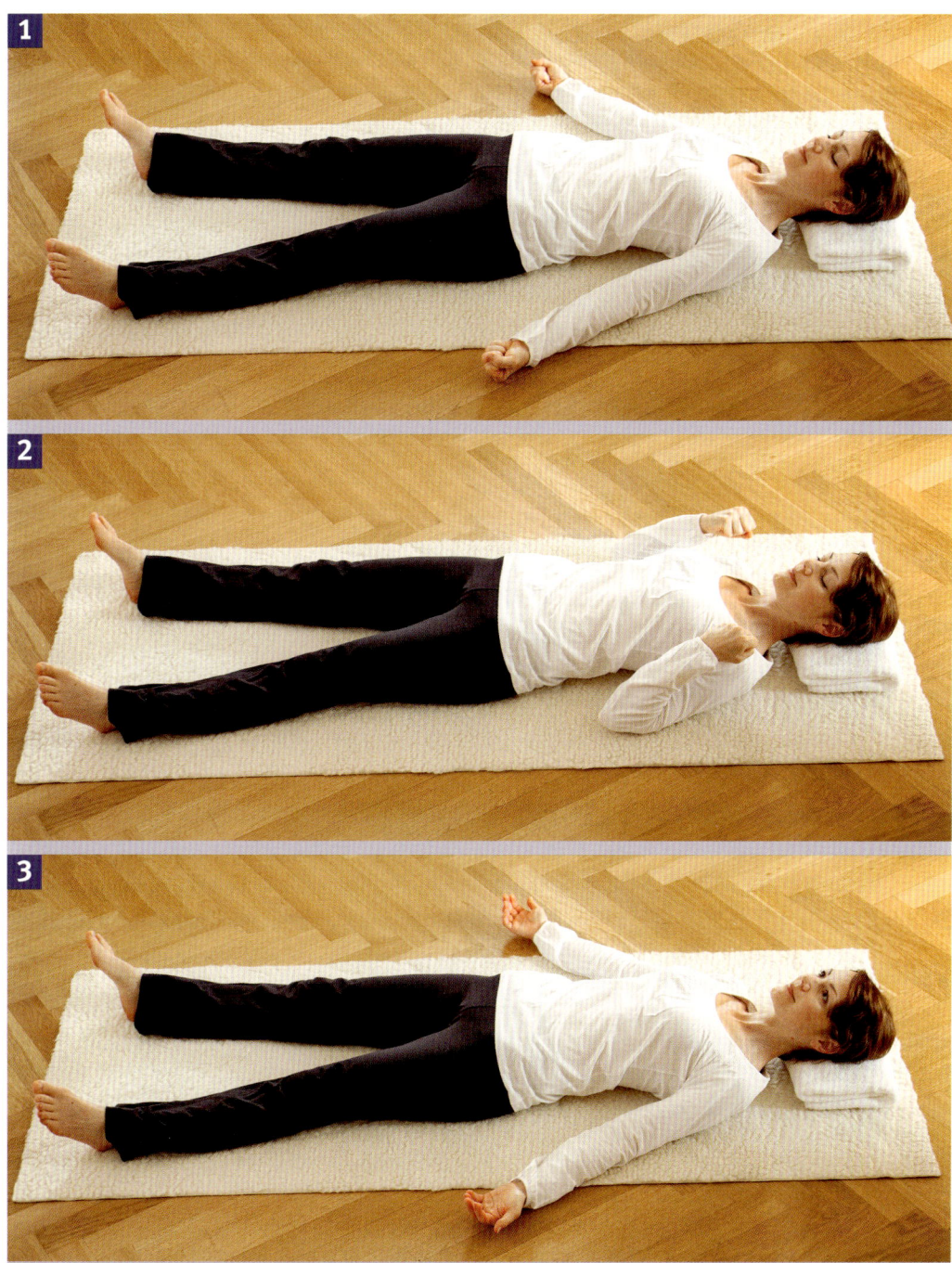

**Die Übung**
Wählen Sie eine der dargestellten Positionen.

**1** Die aufrechte Sitzhaltung – Füße fest aufgestellt, Arme weich, Hände auf den Oberschenkeln abgelegt.

**2** Die Kutscherhaltung – etwas nach vorne gebeugt, Ellbogen auf den Oberschenkeln gestützt.

**3** Wenn Sie das Autogene Training zum Einschlafen durchführen, die Ruhehaltung im Liegen – Rückenlage, Handflächen nach unten gedreht.

## Mein Rat

- Da das Autogene Training nach ganz bestimmten Regeln funktioniert, üben Sie bitte genauso, wie es hier beschrieben bzw. auf der CD angeleitet ist.
- Viele Menschen finden mit dem Autogenen Training auch zu einem tiefen Schlaf. Wenn Sie diese Methode zum Einschlafen ausprobieren möchten, dann üben Sie im Bett und verzichten auf die Phase der Rücknahme.
- Um diese Entspannungsmethode wirkungsvoll umzusetzen, empfehle ich Ihnen, über mehrere Wochen mindestens 2-mal täglich zu üben. Erst dann wirkt das Autogene Training schnell und effektiv. Denn: das Wichtigste ist, dass man es macht! Üben Sie am besten einmal tagsüber (im Sitzen) mit und ein zweites Mal beim Einschlafen (im Liegen) ohne Rücknahme.

**Ankommen** – Dauer etwa 1 Minute.
Nehmen Sie diejenige Übungshaltung ein, die Ihnen am meisten zusagt. Sie sitzen (liegen) bequem und richten Ihre Aufmerksamkeit langsam nach innen. Spüren Sie nacheinander alle Auflagepunkte des Körpers. Nehmen Sie vollkommen gelassen Ihren Atem wahr. Anschließend zweimal etwas tiefer einatmen.

**Entspannung** – Dauer etwa 2–4 Minuten.
In Ihren Gedanken formulieren Sie die Formel: »Ich bin ganz ruhig.« Diese Botschaft bezieht sich auf den gegenwärtigen Augenblick. Ich persönlich komme sehr gut zurecht, wenn ich beim Einatmen »Ich bin« und beim Ausatmen »ganz ruhig« denke. Dann harmoniert die Formel mit meinem Atem. Formulieren Sie die Formel etwa zehn Atemzüge lang. Beobachten Sie dabei, was geschieht. Bleiben Sie konzentriert. Seien Sie ganz offen für alle möglichen mentalen oder körperlichen Veränderungen. Sehen Sie sich alles ganz genau mit Ihrem inneren Auge an. Anschließend können Sie zur Rücknahme kommen, oder Sie setzen die Schwerformel hinten an. Sie lautet: »Mein rechter Arm ist schwer.« Nach zehn Atemzügen: »Mein linker Arm ist schwer.« Hierbei wieder beobachten und geschehen lassen.

**Rücknahme** – Dauer etwa 30 Sekunden.
Nach etwa 4 Minuten kehren Sie in den Alltag zurück. Sie denken: »Ich beende nun die Übung, Arme fest, tief ein- und ausatmen.« Die Rücknahme erfolgt stets nach dem gleichen Muster (siehe Seite 78).

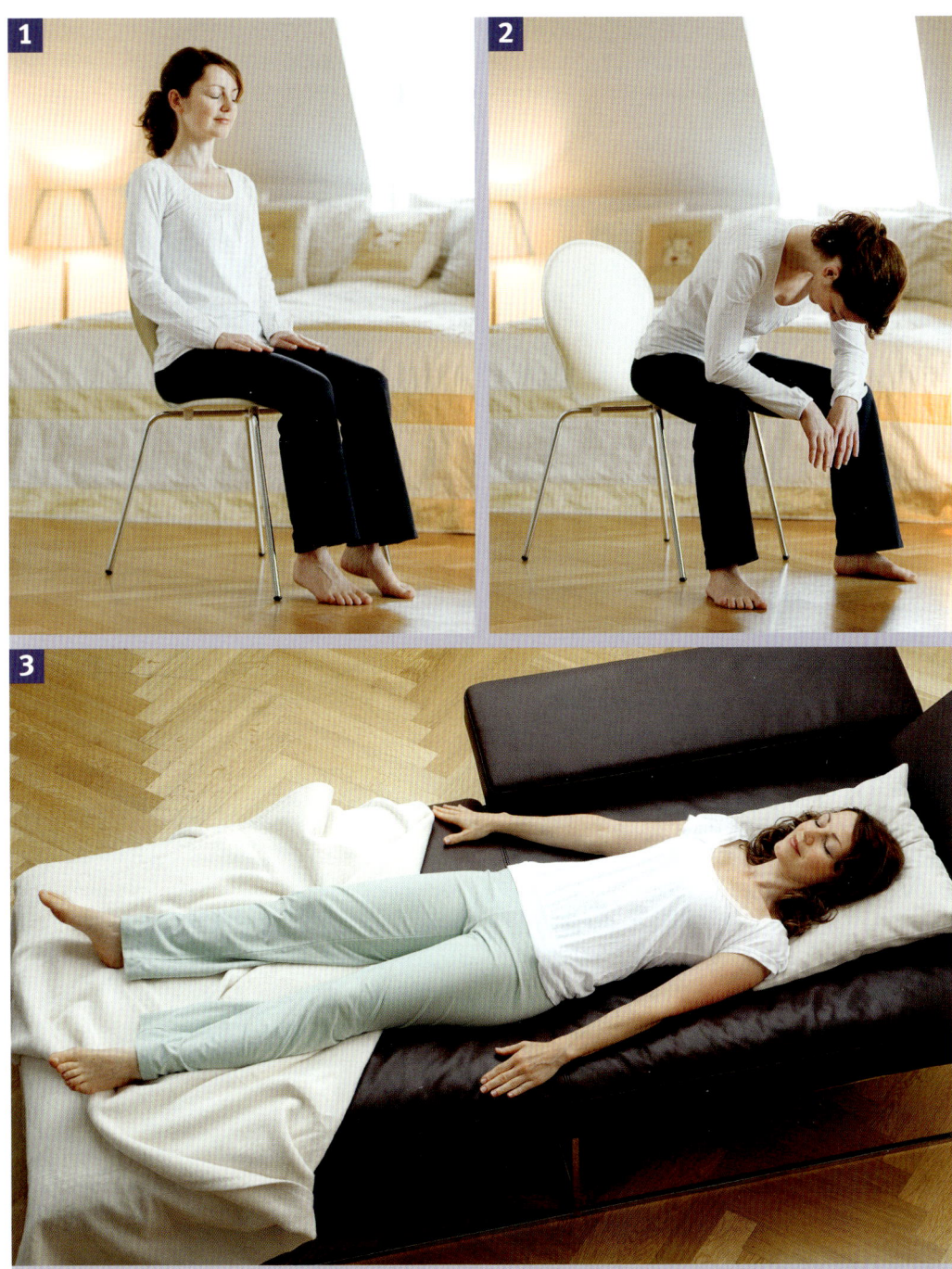

## Yoga Nidra

Wenn wir zu Bett gehen, dann machen wir das gewöhnlich mit all den physischen und psychischen Lasten, die sich im Laufe eines Tages in uns angesammelt haben. Aus diesem Grund will ich Ihnen nun eine Übung vorstellen, die Sie von diesen Lasten befreien kann und im Grunde weit über eine einfache Entspannung hinaus in den meditativen Bereich geht. Es handelt sich um die von Swami Satyananda Saraswati entwickelte Übung Yoga Nidra, den sogenannten Yoga-Schlaf oder »Schlaf der Yogis«, wobei der Begriff »Schlaf« nicht der Schlaf ist, den wir kennen. Yoga Nidra ist vielmehr ein Bewusstseinszustand, in dem wir uns auf der Grenzlinie zwischen der äußeren, wachen Welt und der inneren, schlafenden Welt befinden. Mit ihm gelangen wir in den heilsamen Alphazustand, in dem sich unser gesamter Körper regenerieren kann.

### Klarheit ohne Wertung

In diesem völligen Entspannungszustand ist es möglich, Gefühle und Bewegungen des Geistes ohne Beurteilung oder Wertung nur zu registrieren und somit die Wahrnehmung in bemerkenswerter Weise zu intensivieren. Übende beschreiben den Zustand, den man mit dieser Methode erreichen kann, als wohlige Entspannung, Loslassenkönnen oder absolute Klarheit. Die Wirkung bezieht sich also auf den Körper genauso wie auf den Geist. Muskelverspannungen sowie tief liegende mentale Spannungen werden durch unterschiedliche Übungen, wie z. B. Wahrnehmung verschiedener Körperteile, des Atems, der Gefühle oder Visualisierungen, ausgeglichen. Die Ausrichtung auf unterschiedliche Körperteile ist hierbei am gebräuchlichsten. Anfangs wird diese Ausrichtung noch eine Visualisierungsübung sein. Mit einiger Übung jedoch gelangt man von der reinen mentalen Vorstellung vom z. B. rechten Arm zur sinnlichen Erforschung dieses Körperteils. Bei dieser Reise durch den Körper spielt der Tastsinn, der auf hoch differenzierten Nervenzellen in unterschiedlicher Dichte basiert, eine wesentliche Rolle.

### Sankalpa – der positive Entschluss

Während bzw. zum Ende der Entspannung, wenn sich das Bewusstsein in die tiefsten Schichten unserer Persönlichkeit ausgedehnt hat und wir uns im Alphazustand befinden, wird gerne mit einem Entschluss darüber, was einem im Leben wichtig ist und einer positiven Veränderung bedarf, gearbeitet. Man legt sich dieses Sankalpa (= Wille, Wunsch, Ziel, Gedanke), das in einem kurzen, präzisen und positiven Satz formuliert wird und alle Lebenssituationen betreffen darf, mental in das Unterbewusstsein. Es ist aber auch möglich, sich diesen positiven Gedanken an den Anfang zu legen und ihn am Ende noch einige Male zu wiederholen. In fast allen spirituellen Disziplinen ist so eine Selbstsuggestion typisch. Diese positive Aussage und die damit verbundene Kraft ist mit der Bejahung des eigenen Lebens tief verbunden. Beachten Sie, dass dieser Satz nichts Banales oder Materielles sein soll, was sich am besten gleich Morgen erfüllen soll. Tragen Sie beispielsweise ein Gefühl von Angst in sich, kann Ihr persönliches Sankalpa »Ich stelle mich meinen Aufgaben« lauten. Machen Sie sich Sorgen über Ihre Zukunft, wäre »Ich bin glücklich mit dem, was ist« vielleicht eine Idee. Üben Sie mit Ihrem Sankalpa so lange, bis es sich verwirklicht hat.

## Entspannt im Liegen

Yoga Nidra wird in einer Position geübt, die wirklich an Schlaf erinnert. Man nennt diese Position Shavasana und sie ist identisch mit unserer Übung »Ruhehaltung in Rückenlage« auf Seite 54. Der Körper ist ausgestreckt und zugedeckt. Ein kleines Kissen unter dem Kopf kann der Bequemlichkeit dienen.

In dieser völlig passiven Haltung soll sich nun der Geist mit dem Körper verbinden. Die Wahrnehmung dehnt sich nach und nach in jeden Teil des Körpers aus, was zu absoluter Präsenz in der Gegenwart führt. Denn im Hier und Jetzt gibt es keine Probleme, keine Anspannung, keinen Stress.

Diese komplexe Entspannung führt bei vielen Menschen zu einer regelrechten Entladung der vorhandenen Anspannung und es passiert, gerade bei Einsteigern, genau das, was nicht passieren soll. Man schläft ein. Doch genau diese Schwelle, dieser Übergang vom Wachzum Schlafzustand, ist das Wesentliche an Yoga Nidra. Man soll ihn bewusst wahrnehmen. Schaffen Sie es, wach zu bleiben, kann es tatsächlich sein, dass Sie sich bereits nach der ersten Übung freier und glücklicher fühlen. Der lang anhaltende Erfolg stellt sich durch eine regelmäßige Praxis, am besten täglich,

ein. Auf der beiliegenden CD habe ich für Sie eine einfache Yoga-Nidra-Übung zusammengestellt. Sollten Sie keine Möglichkeit zum Abspielen haben, dann können Sie die Entspannung laut dem folgenden Text durchführen. Vielleicht können Sie auch mit einem Partner üben, der Ihnen den Text vorliest.

## Mein Rat

- Bei unserer Übung durchwandern wir den gesamten Körper. Die Konzentration auf die einzelnen Körperteile ist kurz und prägnant und wird Sie hauptsächlich auffordern, diese wahrzunehmen, zu spüren. Die Aufforderung, »dies oder das zu entspannen«, fehlt bei Yoga Nidra gänzlich, da man sich hierdurch unter Druck gesetzt fühlen könnte, was natürlich nicht im Sinne dieser Übung ist. Denn die tiefe Entspannung kommt von ganz alleine, indem wir uns von der Außenwelt zurückziehen und uns vollkommen auf uns selbst konzentrieren.
- Versuchen Sie während der gesamten Übung, wach zu bleiben, damit Sie sich anschließend entspannt und ausgeruht fühlen.
- Üben Sie an einem Ort, an dem Sie Ruhe haben, und beseitigen Sie möglichst alle Störquellen. Machen Sie diesen Platz zu Ihrem ständigen Übungsplatz und definieren Sie diese Zeit für Ihre Zeit. Diese Zeit ist die Gegenwart, das Leben, Ihr Leben.
- Üben Sie tagsüber oder in der Zeit des Übergangs vom Arbeiten zum Feierabend.

## Yoga Nidra, Übungsanleitung

**1** Legen Sie sich auf den Rücken und decken Sie sich mit einer leichten Decke zu. Diese Position ist identisch mit der »Ruhehaltung in Rückenlage«. Lassen Sie sich Zeit, eine bequeme Lage zu finden, da Sie während der Übung möglichst bewegungslos sein sollten. Schließen Sie dann Ihre Augen.

● Nehmen Sie Ihren Atem wahr, ohne ihn zu beeinflussen. Sie sind Beobachter Ihres Atems. Der Atem wird Sie tiefer und tiefer führen. Lassen Sie sich mit jedem Ausatmen tiefer in die Unterlage sinken. Auftauchende Gedanken stören nicht. Sie ziehen vorüber, wie die Wolken am Himmel. Spüren Sie langsam ein tiefes Gefühl von Ruhe.

● In Gedanken sagen Sie sich nun dreimal langsam Ihr persönliches Sankalpa vor.

● Lenken Sie nun Ihre Wahrnehmung zur rechten Seite und in fließender Folge zu den kommenden Teilen Ihres Körpers.

● Rechte Hand – Daumen – Zeigefinger – Mittelfinger – Ringfinger – kleiner Finger – Handinnenfläche – Handrücken – Handgelenk – die ganze rechte Hand – Unterarm – Ellbogen – Oberarm – Schulter – Achsel – der ganze rechte Arm.

● Rechte Seite des Brustkorbs – Rippen – Taille – Hüfte – Becken – nehmen Sie die ganze rechte Seite des Oberkörpers wahr.

● Wandern Sie mit Ihrer Aufmerksamkeit zum rechten Oberschenkel – Knie – Unterschenkel – Fußgelenk – Fußrücken – großer Zeh – zweiter Zeh – dritter Zeh – vierter Zeh – kleiner Zeh – Fußsohle – das ganze rechte Bein – die gesamte rechte Seite des Körpers.

● Nun wandert Ihre Wahrnehmung zur linken Seite und in fließender Folge zu den kommenden Teilen Ihres Körpers.

● Linke Hand – Daumen – Zeigefinger – Mittelfinger – Ringfinger – kleiner Finger – Handinnenfläche – Handrücken – Handgelenk – die ganze linke Hand – Unterarm – Ellbogen – Oberarm – Schulter – Achsel – der ganze linke Arm.

● Linke Seite des Brustkorbs – Rippen – Taille – Hüfte – Becken – nehmen Sie die ganze linke Seite des Oberkörpers wahr.

● Wandern Sie mit Ihrer Aufmerksamkeit zum linken Oberschenkel – Knie – Unterschenkel – Fußgelenk – Fußrücken – großer Zeh – zweiter Zeh – dritter Zeh – vierter Zeh – kleiner Zeh – Fußsohle – das ganze linke Bein – die gesamte linke Seite des Körpers.

● Der Atem fließt ruhig und gelassen – Sie sind einfach da und die Aufmerksamkeit ist ganz bei Ihnen – hier und jetzt.

● Spüren Sie Ihre Körperrückseite – Ihre Fersen – Waden – Kniekehlen – Rückseite der Oberschenkel – Gesäß – unterer Rücken – mittlerer Rücken – oberer Rücken – Nacken – Hinterkopf – Schulterblätter – Auflagefläche der Oberarme – Ellbogen – Unterarme – Hände – nehmen Sie Ihre gesamte Körperrückseite wahr.

● Nun die Körpervorderseite – Scheitel – Stirn – Augenbrauen – den Bereich zwischen den Augenbrauen – Augen – Augenlider – Nase – Ohren – Kiefer – Kinn – Oberlippe – Unterlippe – das ganze Gesicht – der gesamte Kopf.

- Sie sind aufmerksam für den Hals – die Schultern – die Arme – die Vorderseite des Brustkorbes – den Bauch – den Bauchnabel – das Becken – die Oberschenkelvorderseite – die Knie – die Schienbeine – die Füße – die gesamte Körpervorderseite.

- Bleiben Sie wach und konzentrieren Sie sich auf den gesamten Körper – vorne – hinten – links – rechts.
- Rufen Sie sich nun nochmals Ihr Sankalpa ins Gedächtnis – wiederholen Sie es in Gedanken dreimal.
- Anschließend gehen Sie mit Ihrer Aufmerksamkeit erneut zum Atem – er kommt und geht – Sie greifen in dieses Atemgeschehen nicht ein – alles geschieht von selbst – ein und aus – Sie spüren die sanften Bewegungen des Bauches oder Brustkorbes – heben und senken – ein und aus – alles geschieht ohne Anstrengung.

- Bereiten Sie sich nun langsam darauf vor, mit Ihrer Wahrnehmung wieder nach außen zu kehren – spüren Sie die Unterlage, auf der Sie liegen – nehmen Sie den Raum wahr, der Sie umgibt – hören Sie eventuelle Geräusche in diesem Raum oder der Umgebung – bewegen Sie langsam Ihre Zehen – und Ihre Füße – Ihre Finger – und Ihre Hände.
- Mit dem Einatmen machen Sie zwei feste Fäuste – mit dem Ausatmen lösen – wiederholen Sie dies noch einmal.
- Langsam beginnen Sie sich zu strecken und lang zu dehnen – atmen Sie tief ein und aus – öffnen Sie langsam Ihre Augen – kommen Sie langsam nach oben zum Sitzen und verweilen Sie dort noch einen Moment.

### Schöne Idee
Mit Yoga Nidra ändern wir das Gefühl des Mangels in die heitere Gelassenheit der Fülle.

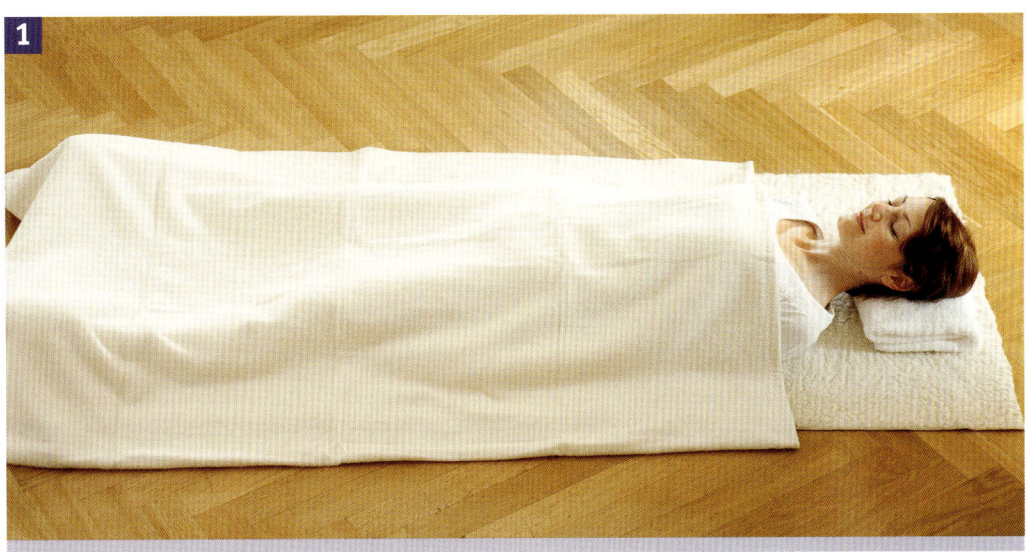

# Für jede Tageszeit die richtigen Übungen

Damit es Ihnen leichter fällt, die passenden Übungen für die unterschiedlichen Tageszeiten auszuwählen, möchte ich Ihnen einen zusammenfassenden Überblick geben. Wählen Sie die Übungen und gestalten Sie Ihre persönliche Yogasequenz je nach Ihren Vorlieben oder momentanen Empfindungen.

**Am Morgen** oder tagsüber zwischendurch:
- Der Sonnengruß (Seite 56)

Im **Alltag**, also, wenn Sie normale Kleidung tragen, eignen sich folgende Übungen:
- Die Berghaltung (Seite 24/25)
- Die Baumhaltung (Seite 26/27)
- Vorwärtsbeuge im Stehen (Seite 28/29)
- Vorwärtsbeuge in der Grätsche (Seite 30/31)
- Ruhender und bequemer Sitz (Seite 22/23)
- Spannung-Entspannung (Seite 67)
- Den eigenen Atem wahrnehmen (Seite 68/69)
- Mit dem Atem ankommen (Seite 70/71)
- Beruhigende Mondatmung (Seite 70/71)
- Sanfte Vollatmung (Seite 72/73)
- Feine Flüsteratmung (Seite 72/73)
- Achtsamer Atemrhythmus (Seite 74/75)
- Basisübung Autogenes Training, im Sitzen durchgeführt (Seite 78/79)

**Nach Feierabend**, bzw. 3 bis 4 Stunden vor dem Zubettgehen, sind gut geeignet:
- Der Sonnengruß (Seite 56)
- Die Berghaltung (Seite 24/25)

- Die Baumhaltung (Seite 26/27)
- Vorwärtsbeuge im Stehen (Seite 28/29)
- Vorwärtsbeuge in der Grätsche (Seite 30/31)
- Ruhender und bequemer Sitz (Seite 22/23)
- Der Stocksitz (Seite 32/33)
- Vorbeuge im Sitzen (Seite 34/35)
- Die Schildkröte (Seite 36/37)
- Nach unten blickender Hund (Seite 38/39)
- Die Schulterbrücke (Seite 40/41)
- Das Krokodil (Seite 42/43)
- Yoga Mudra (Seite 44/45)
- Die kleine Kerze (Seite 46/47)
- Entspannungshaltung für die Beine (Seite 48/49)
- Ruhehaltung mit Rückenkissen (Seite 50/51)
- Rückenentlastung im Liegen (Seite 52/53)
- Ruhehaltung in Rückenlage (Seite 54/55)
- Katzenbuckel und Pferderücken (Seite 60/61)
- Vierfüßler-Stretch (Seite 62/63)
- Knie an die Brust (Seite 62/63)
- Die Spirale (Seite 64/65)
- Spannung – Entspannung (Seite 67)
- Den eigenen Atem wahrnehmen (Seite 68/69)
- Mit dem Atem ankommen (Seite 70/71)
- Beruhigende Mondatmung (Seite 70/71)
- Sanfte Vollatmung (Seite 72/73)
- Feine Flüsteratmung (Seite 72/73)
- Achtsamer Atemrhythmus (Seite 74/75)
- Basisübung Autogenes Training (Seite 78/79)

**Am Abend,** bzw. 0,5 bis 2 Stunden bevor Sie zu Bett gehen, eignen sich:
- Ruhender und bequemer Sitz (Seite 22/23)
- Der Stocksitz (Seite 32/33)
- Vorbeuge im Sitzen (Seite 34/35)
- Die Schildkröte (Seite 36/37)
- Die Schulterbrücke (Seite 40/41)
- Das Krokodil (Seite 42/43)
- Yoga Mudra (Seite 44/45)
- Die kleine Kerze (Seite 46/47)
- Entspannungshaltung für die Beine (Seite 48/49)
- Ruhehaltung mit Rückenkissen (Seite 50/51)
- Rückenentlastung im Liegen (Seite 52/53)
- Ruhehaltung in Rückenlage (Seite 54/55)
- Katzenbuckel und Pferderücken (Seite 60/61)
- Vierfüßler-Stretch (Seite 62/63)
- Knie an die Brust (Seite 62/63)
- Die Spirale (Seite 64/65)
- Spannung – Entspannung (Seite 67)
- Den eigenen Atem wahrnehmen (Seite 68/69)
- Mit dem Atem ankommen (Seite 70/71)
- Beruhigende Mondatmung (Seite 70/71)
- Feine Flüsteratmung (Seite 72/73)
- Achtsamer Atemrhythmus (Seite 74/75)
- Einfache Tiefenentspannung (Seite 77)
- Basisübung Autogenes Training (Seite 78/79)
- Yoga Nidra (Seite 82/83)

**Zum Einschlafen,** wenn Sie also bereits im Bett liegen, eignen sich:
- Die Schulterbrücke (Seite 40/41)
- Das Krokodil (Seite 42/43)
- Rückenentlastung im Liegen (Übung 2, Seite 52/53)

- Ruhehaltung in Rückenlage (Seite 54/55)
- Knie an die Brust (Seite 62/63)
- Den eigenen Atem wahrnehmen (Seite 68/69)
- Beruhigende Mondatmung (Seite 70/71)
- Sanfte Vollatmung (Seite 72/73)
- Feine Flüsteratmung (Seite 72/73)
- Achtsamer Atemrhythmus (Seite 74/75)
- Einfache Tiefenentspannung (Seite 77)
- Autogenes Training im Liegen (Seite 78/79)
- Yoga Nidra (Seite 82/83)

**Zum Wiedereinschlafen:**
- Ruhehaltung in Rückenlage (Übung 2, Seite 54/55)
- Den eigenen Atem wahrnehmen (Seite 68/69)
- Beruhigende Mondatmung (Seite 70/71)
- Sanfte Vollatmung (Seite 72/73)
- Feine Flüsteratmung (Seite 72/73)
- Achtsamer Atemrhythmus (Seite 74/75)
- Einfache Tiefenentspannung (Seite 77)
- Basisübung Autogenes Training im Liegen (Seite 78/79)
- Yoga Nidra (Seite 82/83)

**Als Einstimmungsphase** Ihres Wunschprogramms sind geeignet:
- Ruhender und bequemer Sitz (Seite 22/23)
- Mit dem Atem ankommen (Seite 70/71)

**Zum Ausklang** vor der Entspannungsphase eignet sich eine der nachfolgenden sanften Umkehrhaltungen:
- Die kleine Kerze (Seite 46/47)
- Entspannungshaltung für die Beine (Seite 48/49)

# Feierabend

Die folgende Übungssequenz ist ein geeigneter Vorschlag als Übergang von einem ereignisreichen Arbeitstag hin zum Feierabend bei Ihnen zu Hause. Üben Sie am besten 3–4 Stunden vor dem Zubettgehen. Nehmen Sie sich ca. 20 Minuten Zeit.

1 Spannung – Entspannung (S. 67)
2 Die Berghaltung (S. 24/25)
3 Die Baumhaltung (S. 26/27)
4 Vorbeuge in der Grätsche (S. 30/31)
5 Nach unten blickender Hund (Variation nach Wahl, S. 38/39)
6 Vorbeuge im Sitzen (S. 34/35)
7 Die Schulterbrücke (S. 40/41)
8 Knie an die Brust (S. 62/63)
9 Die kleine Kerze (Variation nach Wahl, S. 46/47)
10 Ruhehaltung in Rückenlage, auf der Übungsmatte ausgeführt (S. 76/77)

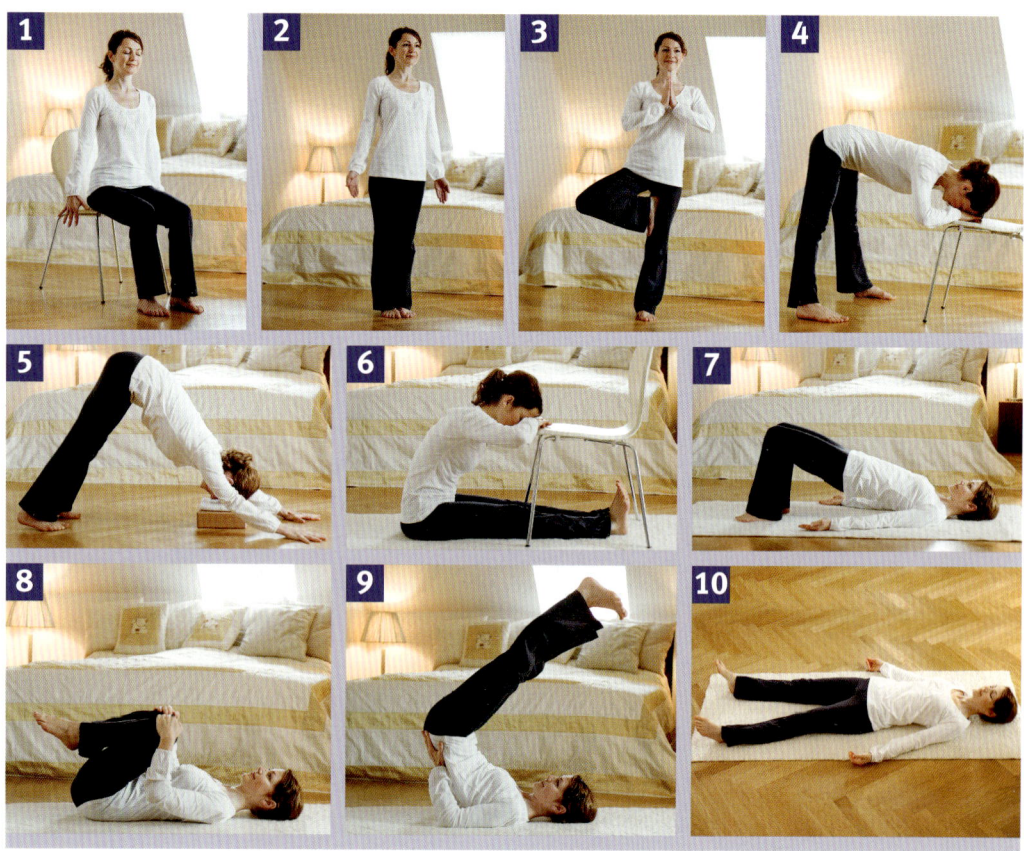

# Ruhe finden

Das Programm »Ruhe finden« führt Sie zu Ihrer tiefen, inneren Mitte und hilft Ihnen dabei, den Tag mit seinen Pflichten und Aufgaben abzuschließen.

Bevor Sie üben, sollten Sie alles erledigt und bereits sämtliche Aufgaben für den nächsten Tag in Ihren Kalender notiert haben. So können Sie ganz für sich sein und Ihre Übungen vollends genießen. Nehmen Sie sich etwa 15 Minuten Zeit.

1  Mit dem Atem ankommen (S. 70/71)
2  Katzenbuckel und Pferderücken (S. 60/61)
3  Vierfüßler-Stretch (S. 62/63)
4  Die Schildkröte (S. 36/37)
5  Yoga Mudra (S. 44/45)
6  Pranayama Feine Flüsteratmung
   (S. 72/43)
7  Ruhehaltung mit Rückenkissen (S. 50/51)
8  Ruhehaltung in Rückenlage, auf der
   Übungsmatte ausgeführt (S. 77)

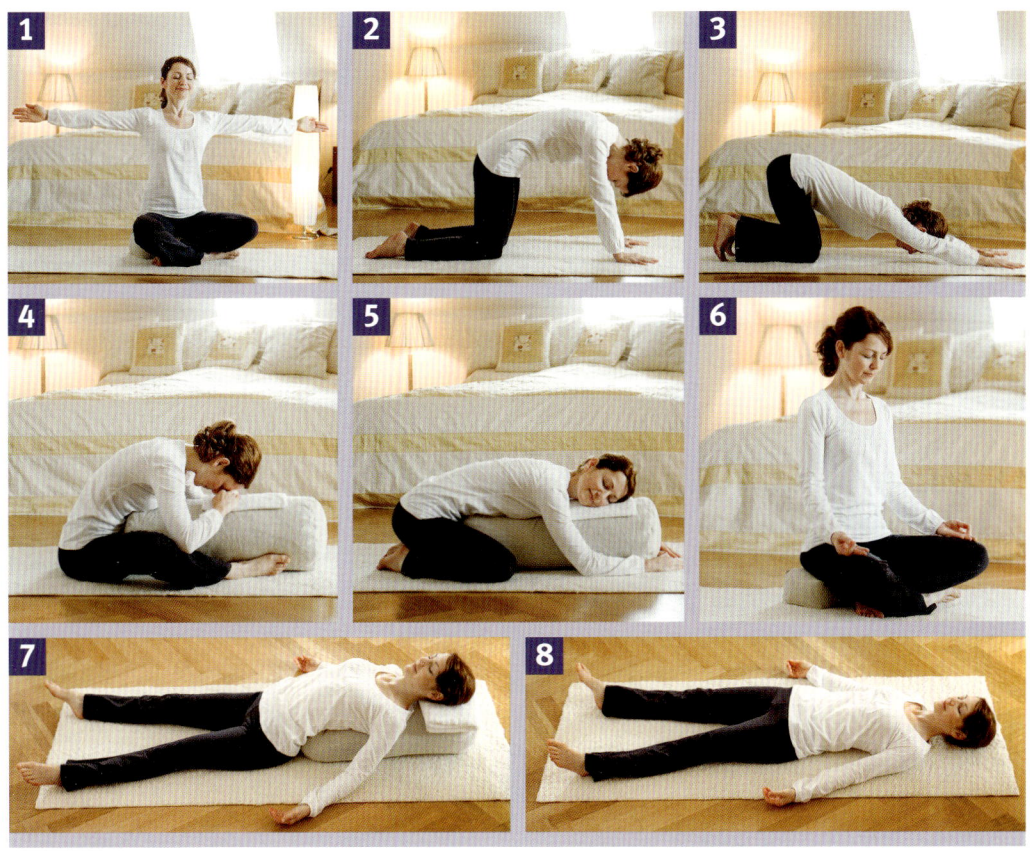

# Vor dem Schlafen

Diese Übungsreihe bereitet Sie physisch und psychisch auf eine erholsame Nachtruhe vor. Am besten waren Sie bereits im Badezimmer und Sie müssen anschließend nichts mehr erledigen, außer sich bequem ins Bett zu legen und einzuschlummern. Üben Sie gelassen und bewegen Sie sich langsam von einer Übung zur anderen.

**1** Den eigenen Atem wahrnehmen, im Sitzen ausgeführt (S. 68/69)

**2** Vierfüßler-Stretch (dynamische Übung, S. 62/63)

**3** Die Spirale (dynamische Übung, S. 64/65)

**4** Vorbeuge im Sitzen (S. 34/35)

**5** Yoga Mudra (Variation nach Wahl, S. 44/45)

**6** Entspannungshaltung für die Beine (S. 48/49)

**7** Den eigenen Atem wahrnehmen, dieses Mal im Liegen ausgeführt (S. 68/69)

**8** Einfache Tiefenentspannung (S. 77)

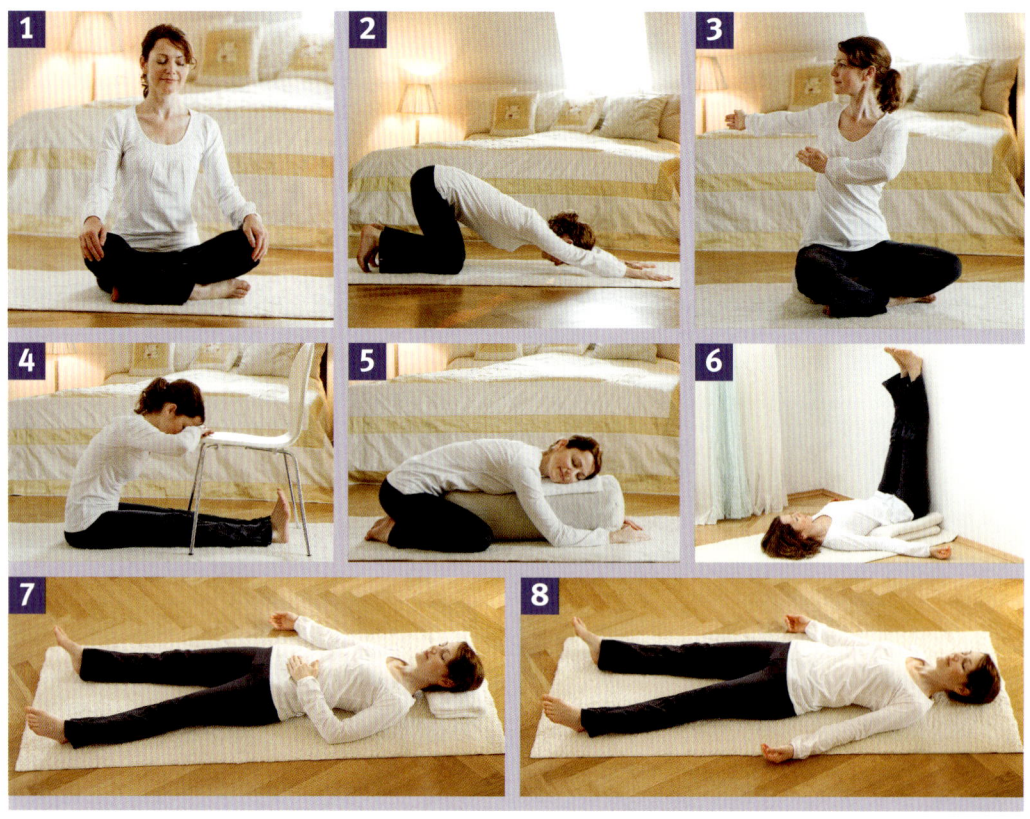

# Zum Einschlafen

Nun stelle ich Ihnen eine Übungsidee vor, die Sie im Bett durchführen können. Es ist eine kurze Sequenz, die zum Einschlafen dient. Lesen Sie bitte die Übungsanleitungen im Vorhinein durch, damit Sie ohne Unterbrechung üben können. Zwingen Sie sich nicht, sämtliche Übungen durchführen zu müssen. Wenn Sie das Gefühl haben, am liebsten jetzt einschlafen zu wollen bzw. zu können, dann unterbrechen Sie diese Übungsreihe und legen Sie sich in Ihre liebste Einschlafposition.

1 Ruhender Sitz, am Bettrand (S. 22/23)
2 Beruhigende Mondatmung, am Bettrand sitzend ausgeführt (S. 70/71)
3 Das Krokodil, beide Seiten (S. 42/43)
4 Knie an die Brust (S. 62/63)
5 Das Krokodil, beide Seiten (S. 42/43)
6 Wenn es Ihnen guttut, wiederholen Sie Knie an die Brust (S. 62/63)
7 Ruhehaltung in Rückenlage (Sie können nun eine Atem- oder Entspannungsübung nach Wahl durchführen.)

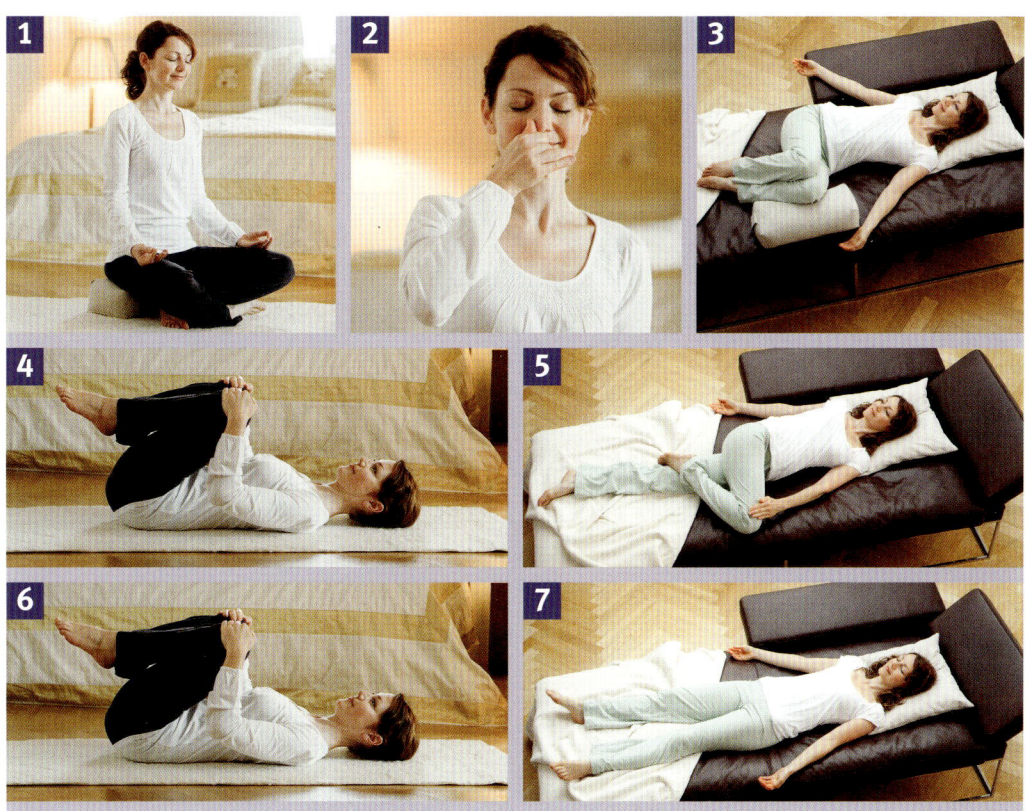

# Meine Empfehlungen für Sie

Wenn Sie sich näher über das Thema Schlaf informieren möchten, empfehle ich Ihnen folgende Literatur:

- Zulley, Prof. Dr. Jürgen: Mein Buch vom guten Schlaf, Zabert Sandmann Verlag, München
- Zulley, Jürgen/Knab, Barbara: Die kleine Schlafschule, Herder Verlag, Freiburg
- Kovács, Dr. med. Heike: Richtig gut schlafen, BLV Verlag, München

## Yogaliteratur

Wenn Sie Einsteiger sind und Gefallen an der Yogapraxis gefunden haben, dann finden Sie einen tollen Einstieg mit meinem Buch:

- Mießner, Wolfgang: Yoga – Schritt für Schritt, BLV Verlag, München

## Schlafmedizin

Auskunft über schlafmedizinische Zentren und weiterführendes Infomaterial erhalten Sie bei:

- Deutsche Akademie für Gesundheit und Schlaf (DAGS)
  Universitätsstr. 84
  93053 Regensburg
  Tel. 09 41-942 82 71
  www.dags.de

## Autogenes Training

Wenn Sie sich näher mit dem Autogenen Training beschäftigen möchten, finden Sie hiermit einen schönen Einstieg:

- Langen, Prof. Dr. med. Dietrich: Autogenes Training, Gräfe und Unzer Verlag, München
- Schwarz, Anja und Aljoscha: Autogenes Training, BLV Verlag, München

## Kurse und Fortbildungen

Regelmäßige Kurse für Betroffene und Fortbildungen für Yogalehrer zum Thema »Besser schlafen mit Yoga und Co.« bietet an:

- Wolfgang Mießner, München
  www.wolfgangmiessner.de

## Yoga-Übungsequipment

Matten, Decken, Meditationskissen und alles, was man sonst noch für eine gelungene Yogapraxis benötigt, erhalten Sie bei:

- www.bausinger.de – Ihr Versandhandel für Übungsmatten und Meditationsbedarf
  72479 Straßberg, Tel. 0 74 34/60 0

Das in diesem Buch verwendete Übungsequipment haben wir freundlicherweise von der Firma Bausinger zur Verfügung gestellt bekommen. Mein herzlichster Dank geht an Herrn Bader und sein überaus kompetentes Team.

# Übungsverzeichnis

# Stichwortverzeichnis

## Die beiliegende CD

Diesem Buch liegt eine Audio-CD bei. Auf ihr habe ich für Sie eine Atemübung und drei unterschiedliche Entspannungsübungen zusammengestellt. Die »Kombinierte Atemübung« ist eine interessante Verbindung aus mehreren Einzelübungen. So wie ich Sie auf der CD anleite, übe ich regelmäßig mit meinen Schülern, die mich in meinem Unterricht besuchen. Die verwendeten Einzelübungen sind auch im Buch beschrieben. Die Entspannungsübungen sind Basisübungen zum Kennenlernen, damit Sie einen verständlichen und schönen Einstieg in die jeweilige Technik erhalten. Gerade wenn Sie bisher noch keine oder sehr wenig Erfahrungen mit Yoga und seinen Übungen machen konnten, ist es sehr hilfreich und angenehm, wenn man angeleitet wird.

Zu jeder Praxisübung geht eine kurze Information vorweg. Bitte lesen Sie sich dennoch zusätzlich den entsprechenden Abschnitt im Buch durch, damit Sie gut vorbereitet sind. Ich wünsche Ihnen viel Spaß damit und vor allem – schlafen Sie gut!

## Vielen Dank

Ich danke all meinen Schülern, die mich seit vielen Jahren auf meinem Yogaweg begleiten. Nur durch sie und durch das permanente und ehrliche Feedback über meinen Unterricht konnte dieses praxisnahe Übungsbuch entstehen. Die treue und kontinuierliche Teilnahme an meinen Kursen motiviert und inspiriert mich immer wieder aufs Neue und bestätigt, dass ich einen richtigen Weg eingeschlagen habe.

## Über den Autor

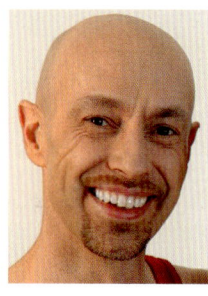

Wolfgang Mießner ist staatlich geprüfter Sport- und Gymnastiklehrer, anerkannter Entspannungspädagoge, zertifizierter Pilates-Instructor und ärztlich geprüfter Yogalehrer. Er hat 20 Jahre Berufserfahrung als Bewegungslehrer, unterrichtet Gruppen und Privatpersonen im Einzeltraining, ist als Ausbilder in eigener Schule und als Gastreferent für verschiedene Auftraggeber tätig. Er veröffentlichte zahlreiche Bücher und Artikel zu den Themen Gesundheitssport, Yoga und Pilates.

Wenn Sie Kontakt zum Autor aufnehmen wollen, besuchen Sie ihn ganz einfach auf seiner Internetseite: www.wolfgangmiessner.de

## Impressum

**Bibliographische Information der
Deutschen Nationalbibliothek**

Die Deutsche Nationalbibliothek verzeichnet diese Publikation in der Deutschen Nationalbibliographie; detaillierte bibliographische Daten sind im Internet über http://dnb.ddb.de abrufbar.

**Bildnachweis**
Alle Fotos von Ulli Seer

Grafiken: Jörg Mair

Umschlagfotos: Ulli Seer

**BLV Buchverlag GmbH & Co. KG**
80797 München

© 2010 BLV Buchverlag GmbH & Co. KG,
München

Lektorat: Maritta Kremmler,
     Dr. Marion Ónodi
Herstellung: Angelika Tröger
DTP: Satz+Layout Peter Fruth GmbH,
München

Gedruckt auf chlorfrei gebleichtem Papier

Printed in Germany
ISBN 978-3-8354-0586-8

**Hinweis**
Das vorliegende Buch wurde sorgfältig erarbeitet. Dennoch erfolgen alle Angaben ohne Gewähr. Weder Autor noch Verlag können für eventuelle Nachteile oder Schäden, die aus den im Buch vorgestellten Informationen resultieren, eine Haftung übernehmen.

# Alte Heilkunst – einfach anzuwenden

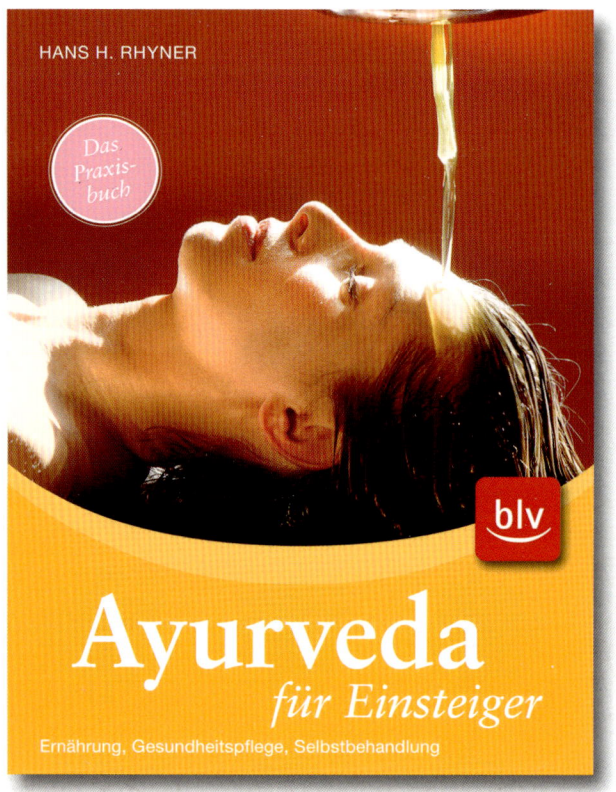

Hans H. Rhyner
**Ayurveda für Einsteiger**
Das Ayurveda-Einsteigerbuch – einzigartig kompetent dank der jahr-
zehntelangen Praxiserfahrung des Autors · Anwendungen für die
Immunfitness: Ernährung, Bewegung, Gesundheitspflege · Sanfte Metho-
den zur Selbstbehandlung von häufigen Beschwerden von A bis Z.
ISBN 978-3-8354-0588-2

**Bücher fürs Leben.**